Questo è un prestito
di Manuela Rossi
Agrelent Gennaio 2012

Vittorino Andreoli

Il denaro in testa

Rizzoli

ISBN 978-88-17-04748-7

Prima edizione: gennaio 2011
Seconda edizione: febbraio 2011
Terza edizione: febbraio 2011
Quarta edizione: marzo 2011

Il denaro in testa

Economia e psicologia

Il prezzo del mondo

Sono impaurito, avverto un pericolo a cui non riesco a dare consistenza. Un pericolo *sine materia*, uno spettro della mia mente, indefinito e pieno di mistero, e sto soltanto iniziando a scrivere un libro.

Mi guardo attorno come se mi dovesse capitare qualcosa. Come nell'*Aspettando Godot* di Samuel Beckett: si attende da un momento all'altro qualcuno che, però, non arriva, che forse nemmeno esiste, ma che l'attesa rende reale. E gli si dà un volto che giunge ad assumere le sembianze di un mostro.

Forse tutto si lega al personaggio centrale di questo mio lavoro, al denaro.

Tema caro agli economisti, ma non a me. Uno strumento che serve ad attribuire valore alle cose, come se si dovesse dare il nome a un nuovo nato per identificarlo. Il denaro, e la sua quantità, definiscono addirittura le cose.

Se un oggetto non ha un prezzo, non vale nulla. E se non vale nulla, non è nulla. Lo zero è il segnale del suo non avere senso.

Un personaggio, dunque, che mi attrae e al contempo mi spaventa. È la misura di tutte le cose, è la cifra che le identifica e che dà loro un senso. Attribuire un valore è il rito del battesimo, che pone le cose in essere, che le rende esistenti.

Il denaro mette in moto la produzione e dà vita al commercio; è all'origine del mondo delle imprese, che assegnano un prezzo agli oggetti che producono, trasformandoli dunque in denaro. In questo senso è un simbolo, una metafora del valore delle cose.

Il mondo è un insieme di pietre che si muovono nello spazio illimitato. Se si guarda a un macigno che si è staccato da una montagna, non si è presi da alcuna emozione. Quella stessa pietra può al massimo diventare oggetto di un pensiero o di una suggestione, se si scopre che proviene da un ghiacciaio millenario. Se, però, le si dà un prezzo, assume una dimensione del tutto particolare, viene avvolta di valore, non è più una pietra qualsiasi. È come se contenesse in sé la *Pietà* di Michelangelo.

Il prezzo, quando rappresenta una quantità di denaro, trasforma le cose e attribuisce loro un nuovo significato, una nuova vita. Si può affermare che il significato non è intrinseco alle cose, ma dipende da un'attribuzione che proviene dall'uomo: lo stesso masso che per noi è pregiato e bianchissimo, per un uccello non è diverso da una qualsiasi pietra scura; è l'uomo ad attribuire a quella pietra un'identità, di cui è privo qualsiasi altro masso.

Ciò che conta non è la bellezza, la forma, il colore, ma il corrispettivo economico: se io cedo quella pietra, ottengo in cambio la quantità di denaro che le è stata attribuita.

Attraverso il prezzo una cosa cambia persino di significato, come se fosse diventata un oggetto del tutto speciale.

Ha lo stesso effetto di una parola magica, capace di produrre una metamorfosi: suggerisce rispetto, non lascia più freddi come prima di quel battesimo.

Il denaro mi mette ansia, mi angustia, per gli usi impropri che se ne possono fare. Non rientra, poi, tra i miei interessi personali, o almeno non tra quelli professionali. Io sono uno psichiatra che si occupa di disturbi della mente, di uomini rotti, di sofferenza umana.

Nei trattati sul denaro non si parla di matti, che sono i personaggi della mia storia personale e della disciplina di cui faccio parte, la psichiatria.

Il denaro invece è un personaggio al centro di un campo specifico, l'economia, che è altro rispetto alla follia. Raccoglie e gestisce la ricchezza di individui e paesi. Una ricchezza esteriore ovviamente, perché il denaro serve per avere cose, per acquistarle. È un mezzo non un fine, verrebbe da dire, allo stesso modo di altri strumenti con cui si possono compiere tante operazioni.

Ha un potere d'acquisto con cui comprare ciò che non si possiede, sostituisce il baratto o altre forme di scambio, mezzi con cui per millenni si sono ottenuti gli stessi effetti. È uno strumento neutro con cui fare molte cose.

Come il fuoco, che serve a cuocere il cibo oppure a bruciare una capanna. O come un coltello, con cui si può tagliare della carne oppure sgozzare un vitello e persino un uomo.

Qualunque sia l'effetto, non si può attribuire alcuna responsabilità al mezzo usato. Questo vale anche per la bomba atomica lanciata nel 1945 su Hiroshima e Nagasaki: la colpa di quel disastro non è della bomba in sé, ma di quelli che l'hanno costruita e che l'hanno usata.

Mercati e banche

Il personaggio denaro ha avuto bisogno di un teatro particolare, creato apposta per lui: il mercato. Uno spazio su misura, come i teatri elisabettiani per le opere di Shakespeare o le scene giapponesi per il teatro Nō, con le sue maschere in apparenza immobili, ma capaci di raccontare tantissime storie, talvolta persino di far piangere.

Il mercato è il luogo in cui si commerciano i prodotti. Dove gli acquirenti e i venditori si incontrano grazie al denaro, mezzo per scambiare ogni mercanzia. Un tempo questo incontro avveniva in mercati collocati fisicamente nell'area di produzione delle merci: Samarcanda per i broccati e le sete; l'Italia per i prodotti alimentari, gli oli, il frumento; i paesi del Nord Europa per i legnami. Con il tempo, però, gli scambi si sono diffusi in spazi via via più ampi: il Mercato comune in Europa, o il Commonwealth per i commerci tra la Gran Bretagna e le ex colonie.

A ben guardare all'origine delle grandi esplorazioni, dal Quattrocento in poi, c'era il desiderio di scoprire luoghi in cui acquisire mercanzie pregiate da portare in Europa: così sono nate le vie della seta, del tabacco, del tè, ma anche dell'oppio.

Navigare era il modo migliore per raggiungere mercati nuovi e ottenere merci a prezzi favorevoli. Trasportare questi prodotti in Europa era di per sé un affare, data la differenza tra prezzo d'acquisto e di rivendita. Gli scambi internazionali sempre più intensi richiedevano, però, monete capaci di dare certezza del loro valore. Per questo era indispensabile che le monete fossero coniate da Stati potenti, che in qualche modo fungessero da garanti.

Parlando di queste dinamiche passate, ci si accorge di descrivere situazioni ancora attuali. È una dimostrazione di come la logica degli affari e dei commerci abbia avuto fin dall'origine un livello di sofisticazione che si è mantenuto nel tempo, con poche modifiche successive.

Se si confrontano nell'arco di due millenni lo sviluppo della scienza e quello del commercio, ci si rende conto che la scienza ha compiuto passi da gigante, sconvolgendo la storia dell'uomo, come nel campo delle malattie. Ciò non è accaduto per il denaro e i mercati.

Da secoli il mercato è il caposaldo del commercio, e il denaro è lo strumento che garantisce l'efficienza dei mercati, permettendo di concludere vendite e acquisti con grande velocità.

È ipotizzabile che in origine lo scambio si limitasse ai prodotti della terra, naturali si potrebbe dire. Poi si sono aggiunti i manufatti realizzati dagli artigiani, e più tardi dall'industria, sviluppo coerente di una produzione su larga scala. Un fenomeno storico che è facile immaginare perché lo si è potuto osservare più di recente in alcuni paesi in via di sviluppo.

L'Africa rappresenta un buon esempio. L'artigianato del legno e dei tessuti era nato grazie all'attività di singoli individui, particolarmente dotati, nei diversi villaggi. Ora attraverso una serie di iniziative di tipo imprenditoriale si è passati a una produzione che permette di realizzare più pezzi, ma di minore qualità, e a venderli a un prezzo più contenuto. Un processo che nello sviluppo economico ha portato alla differenza tra prodotti standard e prodotti griffati che, pur rispondendo alle stesse funzioni, sono fatti a mano con cura della forma, del dettaglio, e quindi in grado di rispondere anche alle esigenze di eleganza e di bellezza.

La produzione di qualità rientra nelle moderne logiche commerciali. Da una parte i mercati si sono ampliati e tendono a una dimensione globale, proponendo merci uguali per tutti. Dall'altra mantengono produzioni di nicchia, che proprio in virtù della loro qualità comportano prezzi elevati: beni di lusso, acquistabili solo da una fetta esclusiva e limitata di compratori.

Devo riconoscere che si tratta di logiche comprensibili anche per chi non fa né il venditore né il produttore. A dimostrare forse che condividiamo queste logiche perché siamo tutti consumatori. Con il denaro acquistiamo merci di diversa natura che rispondono alle nostre necessità, quelle che oggi chiamiamo bisogni. Da quelli primari, essenziali alla sopravvivenza (alimentazione, difesa e continuazione della specie), siamo giunti ai bisogni secondari: dalla sopravvivenza siamo passati alla qualità della vita; dalla salute al benessere. Sono nati persino i bisogni terziari, indotti e dunque superflui, ma simbolo di appartenenza sociale o in grado di soddisfare il gusto estetico.

Questo rapido excursus – ampliato nel primo testo in Appendice, «Il fascino della storia» – rimanda a una disciplina e a professioni che non sembrano avere a prima vista nulla a che fare con la dimensione di uno psichiatra, interessato alla salute della mente e dei comportamenti dell'uomo. A me pare tuttavia che comincino a emergere degli elementi capaci di spiegare questa mia fascinazione.

I bisogni condizionano i comportamenti: il possesso di

un oggetto visto nella vetrina di una boutique dà soddisfazione, gratifica; al contrario, l'impossibilità di acquistare un bene genera frustrazione. Se la gratificazione è la sensazione di ben d'essere che si prova nel possedere un oggetto, la frustrazione suscita invece un senso di mal d'essere, di esclusione rispetto a chi ha acquistato e può consumare l'oggetto desiderato.

In una visione psicologica la gratificazione, di qualsiasi genere, equivale a piacere, mentre la frustrazione a dolore. In un caso si soddisfano i desideri e ci si sente protagonisti, nell'altro si avverte la mancanza di ciò che si vorrebbe e si prova dolore, non necessariamente fisico ma certamente esistenziale. Questa sofferenza non proviene da un organo o da una parte del corpo, ma si riferisce a una percezione dell'Io, della persona nella sua complessità, un mal di vivere, e non di un apparato anatomico, della testa o del ventre.

D'altra parte mi ha sorpreso scoprire che le banche sono nate all'interno dei templi antichi, come se conservassero qualcosa di sacro. Una declinazione che rimane nella definizione di cattedrali del tempo presente, come si sono chiamate almeno fino a qualche anno fa: un accostamento che mi sembrava dissacrante.

Fino al 2008, prima della recente crisi che le banche stesse hanno largamente contribuito a creare, erano percepite come i luoghi della nuova sacralità e si mostravano con la magnificenza tipica delle cattedrali, luoghi del Signore Iddio e non degli uomini. Si distinguevano anche dai palazzi più belli, simbolo di ricchezza e potenza soltanto terrena. Gli impiegati degli istituti di credito erano come sacerdoti e dovevano indossare la divisa sacra, giacca e cravatta. Godevano di una fama rassicurante e appartenevano a un'élite privilegiata.

Chiunque ne facesse parte era baciato dalla fortuna, da quel destino che ha il sapore della divinità.

Con l'economia sono sorte molte discipline, teoriche e operative, come la finanza e le scienze contabili. Si sono aggiunte figure professionali divenute ora popolari, di cui tutti hanno bisogno e a cui tutti ricorrono: il commercialista, il fiscalista, il consulente finanziario ed economico, l'avvocato specializzato in contratti nazionali o internazionali.

È nata anche una disciplina di straordinaria importanza, che si occupa dello spostamento delle merci in maniera rapida: la logistica. Ma poiché le merci si muovono in tutto il mondo, occorre usare l'inglese, la lingua dei mercati e dell'economia, e allora si parla di *global logistics*.

A proposito di banche sono nati anche luoghi paradisiaci, in cui è possibile depositare i propri denari in maniera più vantaggiosa, risparmiando in tasse sugli affari e sui redditi. Allora ecco la comparsa del fiscalista.

Insomma, tante professioni nuove legate all'economia. Ma in nessuna lista, per quanto lunga, si trova lo psichiatra. Per questo mi sento triste, perché ho la sensazione che il denaro giochi invece un ruolo importante nella mente dell'uomo, che sia penetrato nella psicologia e nelle caratteristiche della personalità umana, persino nell'inconscio.

La dimensione umana del denaro

Sia pure all'inizio del mio viaggio dentro il denaro, i mercati, le banche, ho la percezione di scoprire qualcosa di umano e non solo un coacervo di tecniche, metodi e operazioni strumentali che stanno fuori della mente e riguardano oggetti. E sento il bisogno, o la curiosità, di soffermarmi sulla finanza, giustificato dalla crisi recente, che proprio alla finanza sembra doversi attribuire.

Ho appreso che esistono un'economia reale e una di fantasia. La prima è quella delle imprese che operano su un *ubi consistam* chiaro, fatto di oggetti prodotti e venduti, seguendo procedure controllabili: richieste, commesse, programmi di produzione e di consegna. Tutto allo scopo di contenere i costi senza scadere nella qualità, così da favorire il successo del prodotto e garantire un utile all'azienda, dopo aver pagato gli oneri fiscali. Questa è l'economia reale.

Esiste poi un'economia «fittizia» che ricorda le case da gioco, i casinò per intenderci, come quelli di Las Vegas o, senza andare così lontano, di Montecarlo e di Venezia.

Le case da gioco dell'economia si chiamano Borse, con la B maiuscola. Ne esiste una principale in ogni Stato, o meglio in ogni area di grande mercato. A questa si affiancano sezioni minori, legate alle Camere di Commercio, per la compravendita di prodotti locali.

Principio fondante della Borsa è l'azione, termine usato perlopiù al plurale. Dunque le azioni: cartelle simili alle banconote, con una denominazione e un numero di serie, emesse sul mercato finanziario da società quotate.

La quotazione è il valore che il mercato borsistico attribuisce alle azioni ogni giorno, in realtà in ogni momento, esclusivamente in base ai flussi di vendita e di acquisto. Se tutti desiderano avere un'azione, questa aumenta di valore e quindi di prezzo. Se nessuno la vuole, e tutti iniziano a vendere, allora il valore e il prezzo calano.

In questo mercato, il valore non è legato al prodotto in sé o alle sue modalità di produzione. Dipende semplicemente dal gioco delle vendite e degli acquisti, che implicano un'enorme quantità di elementi.

Per chi è interessato alle azioni della Fiat, sapere che l'azienda ha ottenuto una commessa dallo Stato per la fornitura di auto blu è una notizia rilevante. È un segnale di forza, che induce a comprare, a investire denaro. Poiché le azioni sono molto richieste, salgono di prezzo. Se la domanda di auto invece diminuisce, chi possiede le azioni preferirà venderle per indirizzarsi su altri investimenti.

Ciò che comprende anche uno sprovveduto come me è che il valore può cambiare da un momento all'altro, ma non per variazioni di tipo industriale. La differenza tra prima e dopo sta solo nell'acquisizione di una notizia. Negli esempi citati la notizia riguarda situazioni potenziali, che potrebbero persino essere inventate. Se il maggior azionista di una società sta male e si diffonde la notizia di un suo prossimo decesso, i titoli di quell'azienda possono crollare. Saranno gli stessi azionisti di minoranza a provocare il crollo: immaginando che senza l'azionista di maggioranza, che ha sempre dato una forte identità alle azioni, il valore di mercato cali, venderanno le proprie azioni. Al contrario, un titolo può acquistare valore se si diffonde la notizia di una *joint venture* con una società in espansione, come un tempo avveniva con il matrimonio tra l'azionista di maggioranza di una società e una donna dal patrimonio consistente.

Per fare crollare la Borsa, basta un forte contrasto insorto tra due nazioni. Gli investitori si immaginano ritorsioni, non la guerra forse, ma un'interruzione nelle forniture energetiche da cui dipende tutto il sistema industriale di un paese. Una simile prospettiva porta la Borsa al disastro, con perdite enormi: tutti vendono le loro azioni, titoli che soltanto il giorno prima avevano ottime quotazioni.

Come è chiaro da questi esempi, nell'altalena della Borsa entrano in gioco fattori che non hanno nulla a che fare con l'economia reale, ma semplicemente si legano a impressioni, a sensazioni, a paure, a ipotesi catastrofistiche, piuttosto che ad attese ottimistiche o anche solo prudenti. Vendendo al ribasso si perde denaro; tuttavia, chi conosce in anteprima una notizia riservata, può vendere in anticipo titoli che il giorno seguente avranno prezzi tremendamente più bassi. Grazie a una soffiata si può salvare un patrimonio che altrimenti sarebbe distrutto.

Ho conosciuto un presidente del Consiglio che dal suo ufficio consultava al computer i listini di tutte le Borse, in tempo reale. Volendo – mi aveva confessato – avrebbe potuto sfruttare la sua posizione per disporre di notizie riservate su aziende e nazioni. Con queste informazioni avrebbe poi potuto compiere, o far compiere, delle operazioni in Borsa: in poco tempo sarebbe diventato miliardario (allora c'erano ancora le lire).

Credo che qualcuno lo faccia e che uomini di tale potere potrebbero aver dato suggerimenti in qualche occasione, compiendo reati difficilmente perseguibili.

Tutto ciò lega l'economia *sine materia*, quella propria della finanza, a un clima che ha caratteristiche strane, non tecniche, e che potremmo dire fondate sull'intuizione, sulla premonizione, sulla paura, sulla fiducia, sull'attesa di qualcosa che accadrà. In una parola sulla fede.

A me sembra che questo aspetto, parte del teatro in cui si muove il denaro, rappresenti un buon aggancio con la psichiatria. O meglio, con le scienze comportamentali e umane entro cui la psichiatria va inserita, come studio dei comportamenti malati. Su questo aggettivo ci sarebbe da fermarsi a lungo, poiché sovente la malattia non dipende da un disturbo interiore, ma da comportamenti che infastidiscono la società. E in alcuni paesi i matti sono per definizione tutti coloro che si mettono contro il potere.

Per fare un esempio con un potere altrettanto forte, ma ammantato di divino, occorre ricordare gli eretici. La Chiesa non si è adoperata per farli definire matti dagli psichiatri, ha pensato di tagliare corto e di metterli sul rogo, naturalmente *in nomine Dei*, anzi *in nomine Patris, et Filii, et Spiritus Sancti.*

La Borsa ha un carattere più aleatorio, temperamentale. Non si tratta di follie casalinghe, che si risolvono facilmente, ma di pazzie che sovente portano a disastri come la crisi a cui abbiamo accennato e in cui siamo ancora incagliati. È nata da giochi finanziari che hanno pesato sull'economia reale, anche perché gli investitori hanno trascurato la produzione per indirizzarsi a guadagni facili, da realizzare istantaneamente.

È possibile comprare delle azioni alle nove del mattino e venderle già il pomeriggio, se si presume avvenga qualcosa che ne farà diminuire il prezzo. Per un'operazione di questo tipo non è necessario tirare fuori nemmeno un euro, e dunque può essere compiuta anche da chi non ha soldi. I pagamenti richiedono almeno ventiquattro ore, dunque non sono mai diretti ma possono essere effettuati con gli importi delle vendite, lasciando la differenza da incassare.

Penso che questo sia il più banale dei trucchi. Chi gioca o specula in Borsa ne sa non una più di me, ma almeno due più del diavolo, e riesce a raggiungere facilmente guadagni anche consistenti.

Questo tipo di operazioni ricorda il gioco d'azzardo, che può lasciare ricchi ma anche poveri in canna. E c'è persino chi arriva al suicidio, come è capitato tra chi gioca in Borsa.

La cosa strabiliante è che i maggiori giocatori sono state le banche poiché disponevano, e dispongono tuttora, di grossi capitali depositati dai clienti: la famosa tesaurizzazione. Con tanti soldi hanno potuto compiere molte operazioni ad alto rischio, di gran lunga più vantaggiose rispetto a ogni altra forma di guadagno.

Proprio le banche così hanno rovinato l'economia e portato al tracollo non singoli paesi, ma tutto l'Occidente. Naturalmente hanno perduto la faccia e di sicuro la dimensione sacra di cui godevano. Sanno, però, di poter recuperare grazie a un lifting, che per loro è la comunicazione. Un po' come una prostituta che passa dal chirurgo per un «punto d'oro» e poi cerca di farsi sposare da un babbeo, illudendolo di essere stato con una verginella. Le banche, credo, hanno scelto proprio questo cammino: diventare prostitute rifatte e sposare tanti clienti babbei.

Ma l'aspetto che mi pare tipicamente umano è la paura, quella che provo muovendomi in questo labirinto di discipline che non mi appartengono, anche se mi attraggono e non mi paiono ora estranee ai miei interessi specifici: i matti, la sofferenza.

La paura è un meccanismo che nella specie umana serve a far percepire un pericolo e dunque a mettere in moto azioni di difesa. Una sorta di premonizione che ci tiene in uno stato di allerta e ci permette di evitare danni se non rischi anche mortali. Se non avessi paura del vuoto potrei passeggiare su un cornicione con la probabilità elevata di cadere. Così è per il buio: se mi mettessi a correre sbatterei contro qualcosa che non vedo e mi farei male. La paura è un meccanismo positivo. Ci si dovrebbe preoccupare non di provare paura, ma del rischio a cui quello stato d'animo si lega.

Dunque la questione è proprio di cosa si ha paura. Esistono due possibilità: la paura di cui è nota la causa, oppure quella senza un oggetto definito. In quest'ultima categoria rientrano le paure legate alla propria immaginazione, che non hanno un riferimento concreto, reale, da poter verificare. Sono paure personali e indimostrabili.

Valutando le origini della paura, notiamo subito che il meccanismo può attivarsi senza un motivo e senza che sia possibile organizzare una difesa, magari perché quella paura è solo nella nostra testa, nel nostro immaginario.

Occorre aggiungere che la paura è comunque una sensazione sgradevole, di mal d'essere, anche se finalizzato a una difesa. Se non serve effettivamente come mezzo di protezione, rimane solo il mal d'essere, e allora oltre che inefficace può diventare essa stessa fonte di paura. Si giunge per paradosso alla paura della paura.

Insomma, se la paura è un meccanismo difensivo, è utile alla vita. Tuttavia può farci del male se, oltre a non proteggerci, ci rende ansiosi.

Senza dubbio le oscillazioni di Borsa, strane e imprevedibili, possono coniugarsi con la paura. Possedere azioni significa, infatti, aver speso del denaro in cambio di cartelle azionarie: un eventuale crollo del loro valore comporterebbe la perdita, parziale o totale, del patrimonio investito; per molti sono in gioco i risultati di anni di lavoro. Investire in titoli che fluttuano continuamente attiva la paura della perdita. Spesso, perciò, chi possiede azioni segue le loro quotazioni su giornali, notiziari o siti Internet specializzati. È un interesse che risponde alla preoccupazione e quindi a un atteggiamento di controllo che si rivela, però, fittizio, pura illusione. Basti ricordare il crac della Parmalat, un titolo su cui molti avevano investito i loro risparmi, salvo poi ritrovarsi a secco, con le azioni ridotte a pezzi di carta. In un attimo quelle persone sono diventate nullatenenti o almeno hanno perso quel gruzzolo di denaro, quell'investimento, quella tesaurizzazione che doveva servire per affrontare i momenti difficili, le disgrazie. E le malattie, i lutti, fanno paura.

C'è inoltre il timore di venire a sapere troppo tardi notizie o dati che sarebbero in grado di far prendere decisioni rapide, per evitare di trovarsi dentro il crollo, se non della Borsa, della società di cui si possiedono i titoli.

Generalizzando, si può affermare che la paura indubbiamente si lega anche al possesso di denaro e a come viene messo al sicuro. Per questo alcuni scappano dalle banche e dalla Borsa e preferiscono custodire personalmente i propri soldi: in cassaforte per esempio, o in cassette di sicurezza dentro caveau che sembrano vere fortezze. C'è anche chi ha deciso di dormire sopra i propri risparmi e se li tiene dentro o sotto il materasso. Oppure li nasconde in luoghi ritenuti inaccessibili, forzieri moderni, simili a quelli dei corsari nei romanzi d'avventura.

Come si intuisce dal gran numero di opzioni, non esiste un sistema sicuro e si corre sempre il rischio di perdere ciò che si è accumulato. E se c'è un rischio, come abbiamo detto esiste la paura.

Si può arrivare a formulare una regola generale: chi possiede denaro ha un grande timore di perderlo. Teme che venga rubato, che sia mal custodito e dunque si alteri: potrebbe rovinarsi la materia di cui è composto, ma soprattutto potrebbe diminuire il suo valore. Così, spesso, le preoccupazioni per la sicurezza prevalgono sull'interesse per gli utili.

Per decenni molti hanno portato il denaro nelle banche svizzere, non per gli interessi offerti, ma per le massime garanzie di sicurezza. Miti che oggi sono morti e sepolti.

Ricordo sempre il mio rapporto con Donato Bilancia, un uomo che è giunto alla ribalta della cronaca per aver ammazzato diciassette persone in sei mesi, mentre prima non aveva mai torto un capello a nessuno e si definiva contro la violenza per principio. Ebbene, Bilancia era di professione scassinatore e viveva rubando nelle case dei ricchi di Genova, dove lui risiedeva. Si spostava, però, anche in altre città, alla ricerca di appartamenti in cui il bottino era sicuro.

Nel suo genere era un professionista. Conosceva tutti i sistemi di sicurezza, sapeva eludere gli allarmi più sofisticati e poteva scassinare qualsiasi cassaforte. Guadagnava molto, fino a un miliardo di lire all'anno, con cui viveva bene e conduceva una vita tranquilla, anche perché i suoi colpi erano pochi e preceduti da uno studio scientifico.

Per effettuare una perizia giudiziaria ho avuto molti colloqui con lui, in un'atmosfera di grande fiducia, che è sempre necessaria per conoscere la personalità di un individuo e capire i suoi comportamenti. Un giorno mi chiese se avevo una cassaforte. Gli dissi che ne avevo una e gliela descrissi, spiegandogli a cosa mi serviva. Sconsolato, mi rispose che per la prima volta lo deludevo: dovevo sapere che tutte le casseforti, senza eccezioni, si aprono in pochi minuti e in sostanza sono solo una difesa psicologica e dunque illusoria. Un uomo intelligente, come mi considerava, secondo lui doveva tenere il denaro a portata di mano; se non altro, lo scassinatore non lo avrebbe preso per uno stupido. E, forse, era proprio questo che lo angustiava: l'eventualità che un suo collega mi desse del cretino, mentre lui non lo pensava affatto.

Come dimostra l'aneddoto, il denaro custodito è sempre in pericolo. Si corre il rischio di perderlo, e questo induce paura.

Per un confronto con un comportamento affine, anche se collocato in ambiti diversi, possiamo prendere in esame la gelosia. Ogni innamorato è geloso della persona che ama perché, proiettando sull'oggetto d'amore il proprio benessere e la propria felicità, teme che altri glielo sottraggano. Dunque tende a nasconderlo e a controllarlo, e della persona amata vorrebbe sapere sempre cosa fa e persino cosa pensa.

Lo stesso capita con la paura di essere derubati del denaro. Come la gelosia può diventare delirante e far vedere dappertutto pretendenti che insidiano l'amata o l'amato, così c'è chi teme sempre di perdere il proprio denaro e vede ladri dappertutto. In entrambi i casi, si stabilisce un legame che non permette di godere della persona amata o delle possibilità offerte dal denaro. Si vive per difendere quanto si possiede, senza più considerare le opportunità che si potrebbero avere. Se si è attenti ai ladri della propria donna, non si fa nemmeno più l'amore. L'unica preoccupazione è come nascondere quel proprio tesoro.

Ho una bellissima penna stilografica, la ritengo così preziosa e delicata che non la uso mai e scrivo con qualche biro trovata in una stanza d'albergo e distrattamente fatta sparire. Così compenso la paura di veder rubata la penna che mi appartiene. Un vero capolavoro, un pezzo unico di Gianmaria Buccellati. Naturalmente è nella cassaforte che ha tanto deluso lo scassinatore, anche se da allora la nascondo in un pacchettino che la fa sembrare altro.

Insomma, il denaro è sempre a rischio e di fronte ai rischi si attiva il meccanismo della paura.

Ho seguito questo percorso, forse complicato o accidentato, per convincermi che anch'io sono in qualche misura autorizzato a trattare il tema del denaro, trasformandolo in un oggetto o un meccanismo proprio della mia disciplina.

Ricchi e poveri

Sin dai tempi antichi l'umanità è divisa in due gruppi, ricchi e poveri. Per l'importanza avuta finora, e che continua a crescere, con ogni probabilità anche in futuro il denaro avrà una pesante influenza su questa dicotomia e sul comportamento umano che ne deriva.

La cosa certa è che tutte le società del tempo presente distinguono la categoria dei poveri da quella opposta dei ricchi.

Occorre aggiungere che nel corso della vita dei singoli, ma anche di interi gruppi sociali, può avvenire una trasformazione, un *accidens* che porta alcuni a fare parte della categoria sociale a cui in precedenza non appartenevano.

La povertà non solo è sempre esistita, ma in alcune teorie è stata posta come condizione perenne. Lo si comprende per esempio leggendo il Vangelo, che per i credenti è parola di Dio. Nelle beatitudini si esaltano i poveri perché «di loro è il regno dei cieli». In un altro passaggio si indica la ricchezza come un limite drammatico per l'eternità: «È più facile che un cammello passi per la cruna di un ago, che un ricco entri nel regno dei cieli».

Questa concezione religiosa pone tra ricchi e poveri, ma anche tra Città di Dio e della Terra, una netta contrapposizione. La ricchezza o la povertà terrene in Cielo verranno capovolte e per i ricchi si prospetta una condanna drammatica, se l'alternativa al regno dei cieli è l'inferno.

Se questa terribile sentenza fosse vera, la divisione tra ricchi e poveri avrebbe un significato escatologico, prospetterebbe condizioni eterne.

È facile pensare che si tratti di una teoria compensatoria, se non consolatoria, per far accettare con animo rassegnato la condizione di povertà pensando al vero regno, alla vera ricchezza in Cielo. Dunque potrebbe trattarsi di una tecnica del tutto umana, e per nulla divina, di sottomettere ancor meglio i poveri, sì da frenarne eventuali progetti di rivendicazione sociale e la richiesta di maggiore giustizia.

Accanto alle religioni, come quella cristiana, che invitano all'accettazione della povertà, esistono teorie che disegnano una società dominata da giustizia, solidarietà e amore, senza disparità economiche e quindi senza alcuna distinzione tra ricchi e poveri. Le società utopiche di Campanella, di Bacone o di Tommaso Moro sono alcuni esempi bellissimi quanto lontani da ogni progetto storico e politico.

La Rivoluzione francese ha dato concretezza a queste idee e, al motto di «Liberté, Égalité, Fraternité», ha istituito un governo incaricato di metterle in pratica. Come sappiamo, però, si è arrivati prima al Direttorio, con il conseguente massacro ingiusto e folle, e poi a Napoleone e quindi alla restaurazione dei vecchi regimi: grande ricchezza e grande povertà, quella che descriveranno Victor Hugo nei *Miserabili* e Honoré de Balzac nella *Commedia umana*.

Anche la Rivoluzione francese è da inserire tra le utopie che sono uscite per un breve periodo dall'immaginazione per entrare nella storia. Del resto è probabile che tutte le rivoluzioni siano delle utopie tradite. Basti pensare a Oliver Cromwell che manda a morte il re, ma ne assume il ruolo in nome del popolo, fino a indicare che il «non regno» passi al figlio. È come se continuasse una successione di tipo regale, con gli stessi privilegi e le stesse distinzioni sociali.

Ancor più chiaro è l'esempio della Rivoluzione sovietica, nata nell'ottobre del 1917 e proseguita con la dittatura di Stalin e i gulag.

Insomma, il riferimento è a quelle utopie che io amo particolarmente, ma che devono rimanere confinate alla nostra immaginazione perché non si producano disastri che non eliminano la povertà, ma cambiano solo i beneficiari della ricchezza.

Nella storica distinzione tra ricchi e poveri, mi pare che l'unica variabile vada ricercata nei criteri di separazione.

Certamente è variata la dimensione quantitativa. Si è cioè alzato o abbassato il livello di denaro che il singolo deve possedere per poter essere classificato nell'una o nell'altra delle due entità sociali.

Oggi la soglia di povertà è indicata in euro, con valori ben definiti.

Si è poi imposta la differenza tra povertà del singolo e povertà di famiglia. Dunque l'appartenenza al gruppo dei ricchi o dei poveri dipende anche dal numero di componenti del gruppo familiare.

Si parla poi di nuovi poveri, categorie che un tempo avevano una grande dignità, ma oggi si trovano con un reddito inferiore alla soglia prevista. Gli insegnanti oggi sono poveri «potenziali», ma alcuni lo sono già a tutti gli effetti, secondo i parametri di riferimento. Si può per esempio considerare povero un professore di matematica, che insegna nelle scuole di Stato, se ha due figli invece che uno.

Questa povertà si distingue certamente da quella di cui parla Victor Hugo, quella dei bassifondi di Parigi nell'Ottocento, in cui i poveri non avevano un luogo dove dormire e nulla da mangiare. Accattoni costretti a rovistare nell'immondizia, sudici e affetti da tutte le malattie del tempo. Allora si parlava addirittura di malattie proprie della povertà, associando questa condizione economica alla mancanza di igiene.

Poveri, dunque, ma con caratteristiche diversissime da quelli di oggi. La nuova povertà non si misura infatti solo sui bisogni primari, della sopravvivenza. Contano anche le necessità e i beni di consumo psicologicamente importanti, se pure non vitali per il corpo.

Nella storia, poi, sono esistiti tipi diversi di povertà, a seconda di chi ne era colpito.

Il sacerdote un tempo, pur non essendo ricco, era tra i pochi che sapevano leggere e scrivere, conosceva il latino e poteva meditare sui testi sapienziali. Mancava di beni materiali, ma disponeva di una dote spirituale che lo arricchiva culturalmente.

Ancor più significativo è l'esempio del monaco o del frate, che rifiutavano la ricchezza del mondo per far parte del regno dei cieli. Francesco d'Assisi aspirava a vivere una povertà che non era un semplice distacco dai beni, che significa averli ma non esserne interessato o condizionato; Francesco non voleva possedere nulla e per dimostrarlo si spogliò davanti al vescovo. Era dunque un povero, ma con princìpi e regole che rivelavano una differente ricchezza, un potere che gli permetteva di compiere miracoli, eventi impossibili da ottenere con qualsiasi ricchezza materiale.

C'erano poi i saggi, termine che oggi sembra scomparso dal vocabolario: persone con una visione del mondo e dell'essere nel mondo fondata su concetti filosofici e su un preciso stile di vita. Invitavano a cercare la ricchezza dentro di sé e non fuori; non avevano beni, ma erano ricercati anche se vivevano nel deserto o in una grotta, alla maniera degli eremiti di Cappadocia. Poveri di qualità straordinarie, verrebbe da dire. Ricchi nello spirito e poveri nel corpo, o in quello che serve al corpo.

Una distinzione netta, che rendeva la povertà più varia se collegata alla ricchezza dell'anima. Santa Caterina da Siena o santa Teresa d'Avila non erano certo ricche, ma avevano una potenza spirituale che le rendeva importanti, ascoltate anche dai ricchi e dai potenti.

Diogene era povero e girava dentro una botte, con un lume che gli doveva servire per cercare l'uomo che non riusciva a trovare. Socrate non era affatto ricco, ma ancora oggi conosciamo le sue doti umane.

Insomma, tra i parametri per distinguere ricchi e poveri entrava certamente il denaro come strumento di appropriazione di beni. Si valutavano, però, anche il sapere, la spiritualità, la generosità, la dedizione ai fratelli. La quantità di denaro era accomunata a tante altre doti che appartenevano al singolo, ma anche alla comunità, a partire dalla famiglia. Le famiglie si consideravano ricche in base ai beni posseduti, alla cultura e all'impegno sociale.

E non si possono dimenticare gli eroi, quei personaggi che si sono trovati nelle condizioni di dare tutto di sé a un'idea, a una convinzione. Dunque persone che non avevano denaro ma coltivavano un grande sogno che andava contro la tradizione.

Dentro la povertà classificata come mancanza di denaro si potevano inserire molte forme di ricchezza.

E tra i ricchi c'erano uomini di profonda cultura e fondatori di ideologie di grande importanza sociale. Basterebbe citare Karl Marx, che apparteneva a una famiglia borghese.

La ricchezza aveva modulazioni differenti e un valore che non era riportabile solo a quello accumulato in metalli preziosi come l'oro o l'argento. Leopardi era nobile e ricco, eppure ha speso la vita componendo versi, senza perdersi nello stile dominante tra i rampolli di casati come il suo. Kierkegaard era ricchissimo e nessuno in quel tempo ha espresso come lui la difficoltà a vivere, il dolore dei sentimenti, la solitudine. Tolstoj era un grande proprietario terriero, ma si occupava delle condizioni di vita dei suoi contadini e a loro ha distribuito le sue terre.

Anche avvicinandosi a questo secolo, incontriamo storie di persone che non hanno usato il denaro di cui potevano disporre. Pur essendo ricche, paradossalmente hanno vissuto come i poveri. E lo hanno fatto non per avarizia, ma per dare all'esistenza un senso non fondato sull'avere.

Nel tempo presente, invece, mi pare si siano imposte una ricchezza e una povertà ridotte soltanto a quantità. Dunque l'uomo stesso finisce per essere definito in base al denaro di cui dispone. E allora la povertà diventa una condizione da leggere esclusivamente come mancanza, arrivando ad accezioni anche drammatiche.

Non condivido questo concetto perché mi pare che investa molti domini oltre a quello economico, ma soprattutto perché rappresenta una semplificazione inaccettabile.

Per molti secoli la follia è stata considerata una condizione in cui mancava qualcosa, talvolta tutto. La si è classificata proprio in base a ciò che non c'era: qualche aspetto che si riteneva appartenere alla norma, diventata metro di paragone.

La schizofrenia era vista come una serie di mancanze, e ogni elemento mancante era considerato un sintomo.

Le malattie erano tanto più gravi quanto più lunga era la lista dei sintomi, in alcuni casi assemblati in cluster per poter essere meglio sistematizzati. La depressione era pure definita da ciò che un depresso non ha: perde la voglia di vivere e di applicarsi a compiti anche consueti; manca di attenzione al proprio corpo, persino di appetito; non ha più desiderio sessuale.

Insomma, la follia era vista in negativo, senza considerare

tutte le caratteristiche positive che un depresso e uno schizofrenico possiedono, proprio perché affetti da quel comportamento o da quella malattia. Così non esisteva nessun elenco che mettesse in evidenza le qualità mostrate dai malati di mente.

Il depresso non è un violento, diventa taciturno perché è preso dal dubbio di sbagliare, sente di avere dei limiti, è meditativo, fa pensieri di morte perché considera lo strano destino che l'uomo si porta addosso.

Non riesco a vedere le cose solo al negativo: certamente i lati negativi ci sono, ma ho sempre desiderio di capire se non esistano anche degli aspetti positivi, perché questo muta il giudizio e la percezione delle cose.

Invece che rinchiudere la follia dentro il manicomio come città dei folli, posso pensare di sfruttarne le qualità e usarle per la società. Magari questa è la molla per sanarne anche le deficienze.

Per secoli si è pensato che i bambini affetti da sindrome di Down fossero colpiti da un male incurabile e fatale, il cui decorso parte dalla nascita. Per questo venivano abbandonati o lasciati privi di attenzioni educative: tanto erano bambini rotti, come quei giocattoli che quando si spaccano sono da buttare o riporre in un baule. Non si riuscivano a vedere i loro aspetti positivi. È bastato cominciare a fare l'inventario di queste caratteristiche, per accorgersi che i bambini Down sono dotati di una sensibilità diversa ma straordinaria, e di una creatività che può compensare il limite della razionalità.

Oggi ci sono persone con la sindrome di Down che danno un significativo contributo alla società in cui vivono, magari all'interno del piccolo gruppo di cui fanno parte. Esserne diventati consapevoli ha cambiato il concetto stesso di malattia e di follia.

Insomma, l'uomo non è a una ma a molte dimensioni, e occorre non soffermarsi solo sull'aspetto più evidente, sull'immediato, ma cercare le qualità nascoste. Soprattutto bisogna saper distinguere la ricchezza del singolo da quella della comunità in cui vive.

Con la povertà occorre fare altrettanto. Non ci si può fermare alla superficie e valutarla solo come una questione di quantità, come se nel possesso si concentrasse tutto il valore.

Occorre vedere i termini povero o ricco come aggettivi e non come sostantivi. A me pare invece che oggi povertà e ricchezza non solo siano diventati sostantivi, ma rappresentino l'unica identità dell'uomo.

Un riduzionismo folle che incide pesantemente sulla percezione di queste condizioni. Ricchezza e povertà non sono più viste soltanto come due caratteristiche sociali, arrivano a definire due individui antitetici, dove il povero è considerato un quasi-uomo.

Il salvadanaio anatomico

La ricchezza e la povertà non sono due condizioni immodificabili e fatali. Esistono casi di persone, nate poverissime, che hanno costruito imperi economici e sono diventate ricchissime. Sono altrettante le storie opposte, di ricchezze dilapidate che hanno reso povero chi era nato ricco.

Gli esempi estremi sono particolarmente significativi perché raccontano bene i processi dell'arricchimento e dell'impoverimento e rispondono alla domanda che più ci sta a cuore: la ricchezza e la povertà sono il risultato di doti o difetti personali oppure si pongono come semplici *accidentes*?

Un interrogativo che permette un'analisi scientifica poiché, nel caso degli arricchiti, è possibile valutare lo stesso soggetto nella condizione originaria di povero e successivamente in quella di nababbo.

Gli esempi non mancano e molti sono legati all'attualità. Non è possibile raccontarli singolarmente, ma se ne possono fare delle tipologie, come se parlassimo della cavallinità invece che dei singoli cavalli.

La prima tipologia, quella dell'imprenditore puro, è ben rappresentata dalla storia del signor K.

Nato poverissimo, non ha conosciuto i genitori perché è stato abbandonato, rifiutato si può dire, e affidato a un orfanotrofio. Il signor K. quindi, oltre a non possedere nulla, non ha nemmeno il papà e la mamma. Cresce nell'istituto, impara un lavoro e a 18 anni esce. L'educazione negli orfanotrofi del tempo (sono gli anni dell'immediato dopoguerra) serve a formare degli operai, e lui è diventato un buon tecnico. Trova subito lavoro in una fabbrica e si mantiene da solo, non ha mai avuto una famiglia adottiva. Si impegna, e a un certo punto decide di mettersi in proprio. Si trasferisce in una città in cui la sua professione è particolarmente richiesta poiché sono molti quelli che vi si dedicano. Apre una bottega, poi cerca degli aiutanti e, sia pure dopo molti anni, diventa il maggiore produttore del settore e addirittura l'uomo più ricco d'Italia. Anzi uno dei grandi ricchi del mondo.

Non c'è dubbio che dalla povertà più nera si può passare a una ricchezza incalcolabile.

Se studiamo la personalità del signor K., scopriremo che dopo cinquant'anni di attività rimane un personaggio eccezionale per la capacità d'iniziativa, per la voglia sempre presente di fare di più e avere nuove sfide da superare, convinto di poter ancora migliorare la produzione e perfezionare ciò che fa, anche se è già il leader indiscusso del mercato mondiale.

La storia del signor K. potrebbe diventare una favola, ma ci sono capitoli che invece la declassano.

Il protagonista è diventato cittadino del Principato di Monaco, quello del casinò per intenderci, semplicemente per non pagare le tasse in Italia. Il signor K. inoltre è uno dei maggiori evasori fiscali del nostro paese, e mi riferisco alle tasse che comunque gli resterebbero da pagare in Italia. Siamo quindi in presenza di un furbo e di un disonesto.

Ciò nulla toglie ai suoi prodotti e alle capacità della sua azienda, ma il signor K. non è, come si poteva pensare, un esempio da proporre ai nostri figli per aiutarli a crescere e a credere nella vita, cosa non facile.

Meglio limitarsi a citarlo come tipico caso di chi nasce povero, diventa ricco e continua ad accrescere la propria ricchezza dimenticandosi delle origini, mentre molti vivono ancora nelle sue condizioni di un tempo.

In una persona cresciuta senza padre né madre, avrei immaginato di trovare il desiderio di costruire una famiglia modello. Di famiglie invece ne ha formate tante, forse troppe, e così sono emersi contrasti anche forti con i figli.

Tutte queste notizie gettano ombre sull'uomo ma non sulla sua ricchezza. Indubbiamente nella personalità del signor K. c'è una gran voglia di rivincita sociale, la determinazione di uscire da una condizione di abbandono.

È diventato ricco, contando anche su alcune circostanze ambientali favorevoli che, però, nulla tolgono alle sue capacità. La metamorfosi è dunque da attribuire fondamentalmente alle sue qualità umane e alle sue doti.

Occorre aggiungere subito un'altra considerazione. Si rimane meravigliati di fronte all'abilità del signor K. di far soldi, anche se non sempre in maniera pulita, del tipo che «più bianco non si può». Tuttavia, analizzando questa personalità in tutte le sue dimensioni, ci si accorge in maniera chiara che appartiene a un individuo per molti versi ancora povero, molto povero.

Un'altra tipologia interessante la troviamo nell'imprenditoria del malaffare, ben rappresentata dal signor F.

Ha poco più di 50 anni. È nato povero: il padre lavorava come custode per un'azienda, con il compito di controllare l'arrivo dei camion che scaricavano materie prime o caricavano il prodotto finito. Un ruolo non certo di concetto, ma che gli permetteva di mantenere una famiglia numerosa, se pure costringendola ad abitare nei tre locali della portineria.

Il signor F. ha poca voglia di seguire le orme del padre e diventare operaio. C'è una sola persona che ammira fin da bambino ed è il proprietario dell'azienda, che giunge in fabbrica a bordo di auto di lusso e impone a tutti la sua autorità; ovviamente anche al padre, a volte rimproverato per qualche presunta negligenza e costretto ad abbassare il capo e chiedere scusa.

A 18 anni, il signor F. non cerca nemmeno un lavoro da dipendente, ma decide di mettersi in proprio, sia pure con una piccola attività. Le cose sembrano andare bene ma dopo qualche anno il signor F., che spaccia per successi anche le difficoltà, si ritrova con un fallimento. I creditori lo minacciano e subisce un'azione giudiziaria. È condannato e gli viene proibita per sempre l'attività imprenditoriale, come se la legge lo avesse giudicato incapace e dunque gli volesse impedire ulteriori danni. Il fallimento del resto non ha riguardato solo lui, ma ha coinvolto un numero elevato di persone, perlopiù piccoli imprenditori che hanno corso il rischio di chiudere anch'essi la propria attività.

Un uomo finito, dunque, per di più con una fama tremenda e un fascicolo giudiziario pesante. Dovrebbe cercare un lavoro come dipendente, ma non considera nemmeno l'eventualità, vuole fare l'imprenditore e, poiché non può gestire un'attività in prima persona, usa come prestanome la madre, il padre, le sorelle: lui è il regista, ma l'attività è coperta da persone che non hanno subìto fallimenti.

Risolto questo problema, deve comunque trovare del denaro, perché imprenditore è chi investe i propri capitali, è abile ad affrontare i rischi e ne è persino affascinato. Mentre un lavoratore dipendente è alla ricerca di sicurezze economiche, consapevolmente o meno l'imprenditore è attratto dal rischio, perché sa che solo rischiando può avere fortuna.

Non è facile reperire i capitali con cui sostenere la crescita dell'impresa, ma il signor F. risolve il problema quando incontra un tale del Sud che rappresenta gli interessi della mafia al Nord ed è in cerca di partner economici.

L'affare è fatto, il signor F. riceve il denaro e agisce. Oltre ai prestanome di famiglia adesso ha alle spalle un'organizzazione potente che certo non è a corto di denari, anzi ha bisogno di impegnarli, di pulirli come si dice, poiché provengono dal traffico di droga.

Il signor F. è per questo scopo l'uomo ideale: non è l'intestatario dell'attività; i veri padroni sono all'interno dell'organizzazione mafiosa.

Il signor F. è comunque un imprenditore di fatto e ha un giro di affari così vasto che riesce ad arricchirsi. Non quanto il signor K., ma finalmente può abitare in una villa e comprarsi le automobili che desidera. Ha perfettamente emulato e anzi superato il padrone del padre.

È un signor nessuno che fa soldi a palate e gestisce con i prestanome aziende di diversi settori. Possiede la capacità straordinaria di corrompere chiunque si frapponga tra lui e il suo piano di arricchimento, perché ha molti soldi da riciclare e non è nemmeno preoccupato delle strategie di produzione e commercializzazione che, in un periodo di crisi, sono il vero dilemma e il limite di tutti gli imprenditori. Deve solo servire il mammasantissima, per far circolare soldi che da sporchi entrano nelle coordinate della legalità.

Assistito da abili avvocati, evita il carcere anche grazie a una giustizia sensibile più alle disponibilità economiche che all'eguaglianza dei diritti: in un sistema in cui la colpa e le pene sono talora denaro-dipendenti, tutto si può sanare.

Il signor F. appare, e forse è, un ottimo imprenditore. Sta compensando il fallimento della sua precedente prova produttiva, è finalmente diventato un personaggio, può prendere decisioni, fino a un certo livello, perché i padroni ci sono ma lui gode comunque di libertà di manovra ed è visto come un uomo di successo da familiari e conoscenti.

Senza dubbio, i due casi riportati sono accomunati dall'importanza del rischio. Del resto questo è un elemento tipico dell'impresa privata: il padrone mette i capitali, rischia di perdere quello che ha per tentare di moltiplicare il denaro e quindi aumentare ancor più la propria ricchezza, reinvestendola.

Ritorna in mente il casinò, dove il giocatore non si ferma alla prima vincita. Resta anzi sempre più attaccato al tavolo verde, fa puntate più alte e azzardate. Il piacere maggiore sta nel giocarsi tutto, puntando su un numero della roulette.

È proprio questo l'altro elemento comune alle personalità del signor K. e del signor F.: sentirsi vicino all'apocalisse ma non lontano da una vittoria superiore a quelle precedenti.

L'emozione e l'eccitazione del giocatore d'azzardo stanno proprio nel rischio. Nel raccontare la sua avventura, il giocatore ricorda che stava per finire sul lastrico, e si trattiene dal descrivere ciò che la vincita ha reso possibile. È come trovarsi vicino alla morte e accorgersi che si è ancora vivi. Questo momento sa di resurrezione.

L'effetto psicologico è paragonabile all'attesa. Il rischio è l'attesa di una fine possibile, ma anche la constatazione improvvisa del successo, con un vero senso di orgasmo. Si aspettava la morte e ci si ritrova sullo scanno dei potenti.

L'imprenditore non ha nulla a che fare con la saggezza e con l'analisi razionale delle scelte prudenti, prolungate o diluite nel tempo. Queste strategie servono a sopravvivere, ma il *day by day* non è parte della grande imprenditoria, che non è guidata dalla ragione, e per questo si parla di naso dell'imprenditore, di intuito, di illuminazione, di coraggio: espressioni che non rimandano alla moderazione, ma all'avventura.

L'imprenditore come avventuriero, e fare avventura significa correre pericoli eccessivi.

È l'ambito in cui si pone anche l'eroe, che mette in gioco la vita per compiere un'azione che mai nessuno ha realizzato. Lo stimolo è proprio superare l'insuperabile e battere simbolicamente l'estremo limite dell'uomo, la morte.

Dunque si attende la morte ma, quando si ferma la pallina della roulette, in un attimo si scopre di essere più vivi di prima. Ci si trovava vicini alla fine ma il risultato è la vittoria, la resurrezione, esattamente il contrario.

Il denaro non è mai troppo. Le personalità che stiamo

analizzando non riescono a vedere ciò che possiedono, pensano sempre che il denaro non basti e così ripetono senza sosta un comportamento antico. Non trovano mai soddisfazione da quanto hanno raggiunto, sono presi sempre da nuove mete, senza un limite.

Anche questo comportamento ricorda le case da gioco.

Nei due casi considerati la ricchezza e la povertà si misurano in base a parametri diversi anche se la tendenza attuale è di concentrarsi sui semplici dati quantitativi. La famiglia del signor F., per esempio, resta in una situazione di conflitto anche nel momento di massima agiatezza. È distrutta, ma tenuta insieme dagli interessi economici, fredda sul piano dei sentimenti, con rancori e un senso di fallimento personale che persistono anche all'interno di ville dorate (fra l'altro arredate senza senso estetico, senza gusto).

In questo percorso, c'è un'altra storia da raccontare per individuare la terza tipologia: quella dell'imprenditore che costruisce la sua ricchezza grazie alla politica.

Il padre del signor Z. lavora in una piccola agenzia bancaria con sette dipendenti, e raggiunge il ruolo di capoufficio. Ha un vice e degli impiegati che si dividono le mansioni ordinarie. Lui è il loro responsabile, ha deleghe decisionali ed entro certe quantità di denaro può negoziare con i clienti senza chiedere l'approvazione della sede centrale. È ragioniere e gode di uno stipendio che gli permette di vivere bene e di far studiare i figli.

Il signor Z., infatti, compie gli studi liceali e poi si laurea in economia e commercio, percorrendo le tappe che avrebbe voluto raggiungere il padre, semplice ragioniere.

Frequentare l'università costa molto e non permette di contribuire al bilancio di famiglia. Quindi il signor Z. d'estate, ma anche durante la settimana e nei weekend, lavora. Sceglie occupazioni ben remunerate e poco faticose, puntando su doti personali che sono quelle di un vero attore: gli piace vestire con eleganza, sa raccontare barzellette e scopre di saper far ridere grazie alla sua faccia clownesca.

D'estate s'imbarca sulle navi da crociera, che a partire dagli anni Sessanta sono diventate il sogno degli italiani: un modo comodo per viaggiare, quasi a compensare le traversate oceaniche dei molti connazionali emigrati nelle Americhe, ammassati l'uno sull'altro con le loro valigie chiuse con lo spago.

A bordo il signor Z. svolge il ruolo di intrattenitore, fa l'uomo di spettacolo, canta e suona la chitarra. Potrebbe suonarne persino una senza corde, tanto è bravo a far apparire vero anche ciò che non lo è, un vero illusionista. Fa l'avanspettacolo e confessa che in qualche occasione ha improvvisato uno spogliarello. L'ambiente gli piace perché è all'insegna della superficialità e della voglia di godere, con tante belle donne da cui è fortemente attratto, spesso ripagato nel suo narcisismo. Oltre alla paga, gode quindi delle gratificazioni del sesso, arte in cui si ritiene sin da giovanissimo particolarmente versato.

Tutto ciò non gli impedisce di conseguire la laurea nei tempi canonici. Diventato dottore, si trova a dover scegliere un mestiere. Ha solo un'idea chiara e la manifesta al padre con queste parole: «Papà, tu hai dato tutte le tue fatiche a vantaggio della banca. Io non voglio lavorare per gli altri, ma a vantaggio mio». È un principio a cui si mantiene sempre fedele: porre se stesso al centro di ogni attività. Subito si mette in proprio e inizia a fare l'imprenditore, dimostrando grande coraggio. Almeno così appare a tutti, anche al papà in pensione e alla mamma, che lo raccomanda continuamente a santa Teresa, alla quale è devota.

Il signor Z. è un narciso incredibile e, com'è tipico di queste figure, è convinto che tutti lo ammirino e lo invidino, mentre lui non si cura di nessuno. Sa bene che il suo compito è essere applaudito, come gli accadeva già sui transatlantici. Il suo principio è dunque chiarissimo: faccio tutto da me, sono bravissimo, posso tutto; anzi, dove non arrivano gli altri arrivo io e risolvo ogni problema. La sua sfida è proprio fare ciò che vuole e che gli altri pensano impossibile.

È inutile dire che si tratta di un uomo con un coraggio da leone. Quindi minimizza i rischi fino a essere attratto proprio dalle prove in cui altri se la darebbero a gambe. Ama vincere sempre, il successo per lui è la soddisfazione più grande del mondo e finisce per ritenersi insostituibile.

La sua piccola azienda cresce, ma soprattutto il signor Z. moltiplica i settori in cui s'impegna: alla fine si sente indispensabile all'intero paese. Ha amici tra i politici ed è abile a scegliere i più importanti del momento, sostituendo coloro che sono usciti dalle sfere alte del potere.

La sua personalità dunque si impone. Le sue azioni risentono certo anche dell'ambiente, ma non in maniera decisiva (almeno è questa l'impressione che emerge dalle situazioni descritte).

Se pensiamo che il successo economico richieda una personalità dominante, il signor Z. è un modello insuperabile, capace di oscurare gli esempi precedenti.

Corre tanti rischi e conquista imperi economici che divide tra moglie, figli e nipoti. Fa regali a tutti i potenti, ma anche alle donne che sanno soddisfarlo, perché un eroe è eroe anche nel sesso.

La magistratura lo indaga per corruzione, alcuni pubblici ministeri chiedono la sua incarcerazione. Lui forse se l'aspetta, ma per un solo motivo: sa bene che i magistrati sono dei burocrati che odiano gli imprenditori perché hanno veramente creato qualcosa, sono protagonisti e non semplici impiegati della giustizia. Li definisce dei perversi, pronti a usare ogni mezzo, qualsiasi tecnica falsa per colpire chi è tanto eccezionale, solo perché è fuori della norma, lontanissimo dalle nullità che lo attaccano.

C'è una sola maniera per vincere le insidie giudiziarie: delegare, solo formalmente, la gestione delle imprese e scendere in politica. Non aveva mai pensato a questa evenienza, ma ora ha bisogno di difendersi, non subendo le leggi ma promulgandole. Decide quindi di assumere il potere, sia pure nella condizione di deterioramento democratico in cui si trova il paese. Arriva lui stesso a dire, *apertis verbis*, che la democrazia serve ai cretini e non ai grandi, e inoltre che è costosa, dovendo mantenere due rami del Parlamento e palazzi di burocrati imboscati. Basterebbe invece un uomo solo, lui.

Sedutosi sugli scanni del potere pubblico, riesce a sconfiggere i magistrati, a privarli persino degli strumenti per poterlo indagare. Continua così a fare l'imprenditore e a guadagnare denaro, montagne di denaro, in regime di totale immunità giudiziaria.

La storia è emblematica ed esemplifica bene la tipologia dell'imprenditore-politico, abile a usare il potere prima ancora che le capacità manageriali. Emerge con chiarezza la personalità del *self-made man*: il suo amore del rischio, la percezione di esercitare un potere enorme, la convinzione di essere una persona magnifica, la migliore al mondo. Un uomo di questo tipo ama se stesso, e fatica a immaginare che possa esistere qualcuno che non lo ami. Ha inoltre una spiccata capacità di gestire i pericoli e arriva addirittura a cercarli, ben sapendo che chi rischia forte guadagna assai.

L'impiegato, e il lavoratore dipendente in genere, sopravvivono ma non si arricchiscono, in linea con un altro principio, altrettanto chiaro e indiscutibile: per arricchirsi non serve lavorare, anzi, è controindicato farlo. Bisogna invece rischiare e possedere dunque quello spirito di avventura che non si manifesta solo negli affari ma in ogni atteggiamento, nelle relazioni, in ogni occasione.

Un'altra caratteristica del signor Z. è di sentirsi inattaccabile e considerare ingiusto ogni limite che si tenta di mettere alle sue azioni. Forse – pensa – è giusto porre dei vincoli alla gente comune. Non è, però, ammissibile comportarsi allo stesso modo con il signor Z.: lui è così diverso, così unico, ha bisogno di una considerazione speciale e di un'immunità totale, che lui stesso deve assicurarsi.

In queste personalità manca completamente il senso del proprio limite e il rispetto della legge, come fosse qualcosa che non le riguarda. Le leggi sono utili solo se servono a controllare gli altri e se portano vantaggi all'impresa e all'imprenditore. Tutto ciò che non risponde a queste finalità è un limite alla libertà e le leggi sono ingiuste se non rendono più potente il signor Z., sottraendolo a ogni dovere. Lui stesso promuove norme a questo scopo. Ciò che lo riguarda, infatti, non può dipendere da nessuno. Deve poter fare ciò che vuole.

Vengono in mente Nietzsche e il superuomo, che non può essere sottoposto a nessuna regola mentre legifera per sottomettere tutti gli uomini comuni. È il concetto della doppia morale, o meglio della morale come disciplina che riguarda l'ordinario, mentre il superuomo ne è al di sopra, nessuno gliela potrà imporre.

Le personalità di questo tipo agiscono sempre al limite o fuori delle leggi. Si comportano come se non esistessero, le aggirano, nascondono azioni illegali dietro un'apparenza di legalità. Per questo si servono di professionisti da circo abili a camminare su un filo sospeso nel vuoto, avvocati azzeccagarbugli capaci di ostacolare anche le indagini d'ufficio, attivate dalla semplice conoscenza di un reato.

Insomma, dopo questa analisi siamo giunti a un'ipotesi che sembra forte e paradossale: le personalità con convinzioni e atteggiamenti simili sono paragonabili ai criminali, che infrangono la legge per impossessarsi di oggetti altrimenti irraggiungibili e soddisfare così bisogni personali. Invece di guadagnare rubano, invece che produrre attraverso un'attività d'impresa svaligiano banche e appartamenti, e così ottengono ciò che abitualmente si raggiunge solo seguendo le vie indicate dalla normativa sociale.

Non si può negare che anche il criminale corra dei rischi: può essere condannato al carcere, persino all'ergastolo. Ma è perfettamente convinto di farcela. Dunque possiede un'alta stima di sé, grande coraggio, ed è attratto dalle imprese fortemente avventurose.

Del resto le vie per forti guadagni non sono previste dalla

legge, che tra l'altro le dimezzerebbe attraverso la pressione fiscale. Per un uomo d'impresa sostenere simili costi non è accettabile. È per questo che sovente i grandi imprenditori, ma anche molti dei piccoli, non amano pagare le tasse. Alcuni non le pagano anche se hanno proprietà e denaro così abbondanti, che quanto richiesto dal fisco rappresenta veramente nulla o poco.

Se per questi individui vogliamo trovare qualche analogia, viene in mente soltanto il criminale. L'associazione mentale nasce non dall'improvvisazione o da rancori personali, ma da analisi dettagliate della personalità di chi si è arricchito enormemente partendo dal nulla. Il criminale ha tutte le doti che mette in azione anche il grande imprenditore.

I termini crimine e criminale sono qui usati in relazione a chi va contro le leggi, senza sottolineare altri significati dispregiativi tipici del vissuto popolare. Crimine (da *crimen*) significa «delitto, reato» (il verbo è *cernere* che vuol dire «vagliare» e quindi «decidere»). E compiere un delitto (*delictum*) vuol dire scegliere un atto illecito (contro la legge), che determina danno alle persone o alle cose.

Termini comunque duri, che nel caso specifico indicano chi è disposto ad andare contro la legge pur di far tanti soldi, anzi di farne continuamente, per sempre.

Scegliere termini differenti non cambierebbe il significato dell'affermazione.

L'accostamento imprenditore-criminale ne richiama alla mente un altro, storico, quello tra criminale e artista sostenuto da Cesare Lombroso alla fine dell'Ottocento.

Lombroso studiò il comportamento di detenuti condannati per reati gravi, e contemporaneamente quello di celebri artisti, sostenendo che avessero caratteristiche identiche. Arrivò quindi ad accostare grandi poeti a grandi criminali.

Lo studio si fondava sulla frenologia, una disciplina secondo cui il comportamento, nei più minuti dettagli, sarebbe legato alla forma del cervello, cui corrisponderebbe anche la forma del cranio. Secondo questa disciplina, infatti, durante lo sviluppo la sottostante zona cerebrale lascerebbe un'impronta fedele sul cranio. Per questo motivo ai tempi di Lombroso si era sviluppata una particolareggiata craniometria, fondata su alcuni indici fondamentali come la distanza fronte-occipitale, il diametro biparietale e la vastità della fronte, su cui si osservava l'eventuale presenza di bozze.

Si era così costruita una topografia cranica che metteva in risalto quali zone del cervello erano più o meno sviluppate. Si calcolava anche il volume cranico e il peso del cervello, distinguendo tra oligocefali e macrocefali. Dal confronto con indici predefiniti, si deduceva l'appartenenza a precise categorie comportamentali, si valutavano una personalità e i suoi eventuali disturbi.

Con misurazioni di questo tipo, Lombroso trovò che esisteva una sovrapposizione tra indici cranici di soggetti criminali e di personalità creative. E la creatività era riferita non solo alle arti, ma anche alla ricerca scientifica.

Dalla categoria degli artisti non si può escludere l'imprenditore che, in quanto innovatore, tende a superare molti limiti, a seguire strade nuove.

E tra gli artisti vanno inclusi gli eretici che sono all'antitesi del conformismo perché cercano vie e soluzioni autonome.

Questo accostamento tra criminalità e imprenditorialità si allarga anche alla fede religiosa.

È noto che alcuni tra i più potenti mafiosi, condannati per aver ammazzato di persona ma soprattutto per aver disposto stragi, sono cattolici praticanti, molto devoti alla Madonna e a qualche santo locale. Non potendo andare sovente in chiesa, tengono in cella piccoli *sancta sanctorum* con immagini sacre e benedette, recitano regolarmente preghiere e fanno letture confortanti che servono a rafforzare la loro fede e la speranza di andare in paradiso dove, nel nome di Dio, pensano forse di organizzare una santissima cosca mafiosa.

In molte città del Sud le tradizionali processioni con il patrono si svolgono con i capimafia al posto d'onore, il baldacchino del santo sulle spalle.

E ora gli imprenditori. Un noto industriale porta ogni anno a maggio tutti i dirigenti a Lourdes per una giornata di devozione. Un altro ha costruito all'interno degli stabilimenti una chiesa in cui si celebrano regolarmente messe officiate da preti amici o dal vescovo in persona.

Si fa fatica a mettere insieme la mafia con l'amore per la Madonna, eppure è un fatto, anzi una regola. Del resto si fa altrettanta fatica a comprendere il legame della Santa Inquisizione con la Chiesa ordinaria e le sue pratiche di pietà, che invocano benedizione per i fratelli in nome del perdono concesso da Cristo anche al ladrone del Calvario.

Occorre a questo punto fare giusta menzione di un sacerdote-imprenditore che non si diversifica in nulla dai casi ricordati, se non per l'abbigliamento. È don J., un uomo che da giovane ha abbracciato il sacerdozio all'interno di una congregazione che si occupa dei poverelli e oggi è certamente il prete più ricco del nostro paese. Se «Forbes» stilasse una classifica dei preti più potenti, credo che questo personaggio potrebbe essere definito sua eminenza della ricchezza e non certo della povertà.

Gira con elicottero personale e con aerei propri per viaggi internazionali. Ha una piccola ma significativa flotta, non eccessiva perché mantiene il voto di povertà e si ricorda che il Signore Iddio è morto povero in canna.

Per don J. non c'è mai nulla di impossibile, del resto può contare sul Padre eterno, sulla Provvidenza, sempre che non pensi di essere lui stesso il Signore Iddio.

Questo richiamo andava fatto perché, dopo aver parlato di arricchiti devoti a santi e a madonne, era giusto ricordare una persona piena di Spirito Santo, che ha comunque pensato di fare tanti soldi.

Mi viene in mente un altro prete, questa volta conosciuto di persona, che viaggiava con una stupenda Mercedes. Vedendo che ciò mi aveva sorpreso, mi precisò con tono serio che egli seguiva alla lettera il principio evangelico di «dare a ciascuno la giusta mercede». Non lo metterei comunque nella categoria dei sacerdoti-imprenditori, anche perché penso che per mantenere l'automobile spendesse tutto quello di cui disponeva.

Un aspetto comune al *self-made man* e al criminale è la determinazione con cui continuano imperterriti per la stessa via, persistendo nel medesimo comportamento. Non accettano mai di essere messi a riposo, arrivano a pensarsi immortali, tanto doloroso è smettere di fare soldi.

L'accumulo infinito di denaro, senza che mai si raggiunga una gratificazione completa, ricorda un'altra dipendenza, quella dal sesso. Chi ne è soggetto non è mai in pace. Anche nelle cosiddette fasi di latenza, il desiderio si sposta nella mente e da qui ritorna nel letto alla prima occasione.

Questo comportamento in psichiatria si cura. Ci sono casi in cui un uomo continua a fare sesso anche quando è mezzo morto. Magari assume dei ricostituenti o usa delle protesi per ripetere le stesse prestazioni di un tempo, diventate ormai meccaniche, automatiche, imposte, ossessive.

Come loro, anche i grandi uomini del denaro rimangono attivi fino alla consunzione, e questo mi preoccupa, poveretti, anche perché soffrono se perdono qualche euro invece di guadagnarne qualche milione.

Va aggiunto infine che le storie ricordate sono estreme, data la vastità dei patrimoni acquisiti, ma non possiamo dimenticare che le febbri da cavallo e il loro studio servono a capire meglio le febbricole di cui, però, non ci occupiamo. L'analogia tra personalità identiche in campi tanto diversi, come il crimine e l'impresa, è solo uno dei molti problemi – e non il più importante – legati al protagonista del tempo presente chiamato denaro.

Il portafoglio

Per un certo periodo della mia esistenza sono stato attratto dai portafogli. Li cambiavo spesso, mi piacevano e suggerivo questo oggetto a chi mi voleva fare un regalo, potendo scegliere tra generi molto economici e griffe alla moda. Non buttavo mai i portafogli sostituiti, li collezionavo, anche se l'operazione consisteva unicamente nel metterli in un grande cassetto, che ben presto si era riempito tanto da dover ricorrere al cassetto sottostante.

Non vivevo solo nell'attesa del regalo, anch'io sovente contribuivo ad arricchire la serie, attirato dalla vetrina di un negozio che li esponeva e comperandone un esemplare.

Stavo, però, sempre attento a spendere poco, e questo atteggiamento diventa particolarmente curioso se applicato a un oggetto che ha a che fare con il denaro.

Quando ero in viaggio all'estero, se desideravo acquistare qualcosa per me, sceglievo spesso un portafoglio o in alternativa una borsa, altra categoria che prediligevo se pure consapevole della differenza di prezzo.

Per terminare l'accenno a questo aspetto della mia personalità, vorrei parlare anche delle penne stilografiche. Se dei portafogli e delle borse non sono mai diventato un vero collezionista, lo sono delle penne: ne possiedo molti pezzi e spesso mi metto a studiarli, ad analizzarli, e dunque ad ammirarli. Delle penne so molte cose e con il tempo posso dire di essere diventato un esperto: di ciascuna ricordo la sua piccola storia.

Con i portafogli e le borse ho un atteggiamento diverso. Molte volte mi sono chiesto se, nella mia mente, non facciano parte di una stessa categoria di oggetti. Un elemento in comune del resto sembra esistere: entrambi contengono beni di valore.

Anche di borse ne posseggo parecchie, ma le uso e attribuisco una funzione diversa all'una piuttosto che all'altra, a seconda dei miei impegni. Nelle borse ripongo carte importanti, sovente manoscritti; quando ci sono molti comparti, decido sempre come dividere le diverse mercanzie e la distinzione tiene conto di certe liturgie che non posso mutare. Il comparto più stretto, che di solito ha una cerniera, lo uso per cose preziose, almeno secondo il mio giudizio personale. Non ci riporrei mai oggetti dozzinali come chiavi, riviste o quotidiani.

Sono convinto che questi rituali abbiamo un qualche significato nel comportamento di ciascuno di noi, anche se non valgono necessariamente per tutti allo stesso modo, come se rispondessero a bisogni o timori della specie. Rappresentano delle curiosità più che dei test precisi di personalità, ma nulla è privo di senso: si tratterà di indicazioni minime, di piccole decorazioni, niente di strutturale ma pur sempre significativo.

Le penne le tengo in una cassaforte. Le borse sono accostate per terra in una zona dello studio e, quando sono troppe, ne metto qualcuna in un armadio, così come ripongo i portafogli dentro i due cassetti, molto capienti in verità.

Ammetto che mai regalerei una penna, mentre talvolta ho donato qualche portafoglio e persino qualche borsa a parenti e amici.

Ricordo di aver regalato una Montblanc, serie speciale, a mia moglie perché nella collezione ne avevo già una identica, ma vivo ancora una sensazione di colpa per aver infranto un piccolo tabù. Molte volte ho tentato di recuperarla, ma senza successo.

Il doppio non esiste, ogni pezzo è sempre unico, speciale, magari per il numero di serie, e mi pare che già questa considerazione mi avrebbe dovuto impedire di compiere quell'errore.

Non è così per le borse e per i portafogli, che sono soltanto oggetti che mi piacciono.

Ho fatto riferimento al portafoglio proprio perché è un contenitore di denaro. In verità gli ultimi modelli hanno molti comparti e vi si ripongono cose diverse, a partire dalle carte di credito che, però, sono denaro a tutti gli effetti. Vi trovano posto anche documenti di identità, tessere che testimoniano il proprio diritto di accedere a un servizio sanitario o tesserini professionali con il numero di iscrizione all'albo.

Tuttavia per me è fuori di dubbio che il portafoglio serve a conservare il denaro. Non ho mai tollerato di tenere i soldi piegati in tasca o, come fanno alcuni, estrarli a mazzetta anche per l'elemosina.

È come se avessi pudore nei confronti del denaro e mi servissi del portafoglio per tenere nascosto quanto possego. Inoltre, estrarre dalla tasca interna della giacca un bel portafoglio mi sembra un segno di rispetto per ciò che contiene, proprio come oggetto simbolico.

Insomma, il denaro è un elemento della privacy e deve rimanere coperto. È lo stesso pudore per cui non ci mostriamo nudi per strada. Certe parti del nostro corpo devono restare un *secretum* e semmai lasciare spazio all'immaginazione.

Devo ammettere che talora dimentico per distrazione il portafoglio nella tasca della giacca che ho sostituito, ma non così frequentemente come gli ombrelli. Nella media lascio in giro l'ombrello in un'occasione su due. Non è così per il portafoglio, e ciò significa che sono più attento a questo oggetto, che vi sono più attaccato.

La domanda esplicita è: qual è il mio personale rapporto con il denaro?

Dichiaro subito che non di rado porto con me il portafoglio, ma con nulla dentro. Per questa ragione mi sono trovato in circostanze veramente strane, se non ridicole. Salito sul treno senza biglietto, mi sono accorto di essere in bolletta e ho passato l'intero viaggio a curare la posizione del controllore evitando di farmi trovare nello scompartimento dove occupavo un posto. Molte volte mi sono accorto di non avere nulla in tasca dopo essere già salito su un taxi, ai tempi in cui non accettavano le carte di credito e i bancomat non erano così diffusi.

Possiedo delle carte di credito, ma mi piace pagare con le banconote, perché mi pare di dare soldi veri e non solo di prometterli. Inoltre, aggiungo, non amo mettere chiunque a conoscenza delle mie spese, e sono tanti coloro che oggi riescono ad accedere contro il diritto di privacy alle operazioni compiute da altri con carta di credito.

Ma queste mie intenzioni non sono prive di effetti strani. Ricordo un'occasione in cui all'Hotel Plaza di New York, dove avevo prenotato una camera, dichiarai all'arrivo di non avere la carta di credito. Non volevano accettarmi, nemmeno quando dissi che avrei lasciato un deposito in contanti. Non possedere la carta di credito significava per loro che fossi un poco di buono, uno a cui ogni compagnia rifiuta quella modalità di fiducia.

Nel portafoglio sistemo le banconote in maniera ordinata. L'idea è che altrimenti si gonfia, diventa meno elegante; ma è probabile che questa sia la sublimazione di un'attenzione che pongo invece al denaro in quanto tale.

Devo aggiungere che il denaro mi ha fatto sempre paura e continua a generare in me questo sentimento. Una paura doppia, potrei dire: la paura di non averne, perché so bene che questa società fa sentire morto o estremamente fragile chi non ne possiede; ma anche la paura dell'eccesso, della ricchezza, che io considero – è bene dirlo – un difetto personale, la causa di molte tensioni familiari, persino un possibile pericolo per la società. Il denaro può distruggere ogni sistema educativo. Da sempre penso che è una disgrazia per un bambino o per un adolescente sapere di essere ricco e poter soddisfare ogni desiderio dipendente dal denaro. In questi casi diventa impossibile misurare le proprie forze e le proprie capacità. Tutto si riduce al chiedere, immediatamente seguito dall'avere.

È un principio che risente anche della mia storia personale, tesa a seguire regole e imperativi per cui certe cose si devono fare sempre mentre altre non si devono compiere mai. Dunque una vita dentro una morale in grado di regolarla.

Nella mia famiglia, sia quella d'origine che quella che ho contribuito a formare, il denaro non è mai stato oggetto di spreco, dunque sempre qualcosa di limitato, in grado di soddisfare bisogni e desideri, ma solo dopo una scelta che, se accetta una cosa, ne rifiuta altre, almeno nello stesso arco di tempo. Quindi il denaro è sempre stato visto come uno strumento utile ma non gratuito, certo non con una disponibilità *ad libitum*.

Devo anche ammettere di non essere ricco e di avere posto un freno, in più occasioni, ad alcune possibilità di arricchimento. Non sarei mai diventato come i protagonisti degli esempi precedenti, ma avrei comunque potuto disporre di molte comodità e avere qualche garanzia in più per il futuro.

Il denaro per me deve essere guadagnato. So che, a una prima analisi, questa affermazione potrebbe apparire ridicola. Può sembrare una frase fatta, perché anche chi è straricco si guadagna il suo denaro. Voglio invece sottolineare che guadagnare è faticoso, richiede una grande dignità e dunque il rispetto di princìpi morali e regole sociali. Che ci piaccia o no, siamo parte di una società e dobbiamo seguirne le norme.

Riconosco che già questo principio renderebbe impossibili arricchimenti enormi in tempi rapidissimi: secondo il sistema di tassazione, se si rispettano le leggi della produzione o della professione e quelle fiscali, non è possibile diventare ricchi. Per arricchirsi velocemente occorre rubare, imbrogliare, non rispettare le regole, evadere il fisco.

Tutte le volte che il mio reddito è aumentato in modo significativo ho vissuto momenti di crisi, perché dovevo affrontare versamenti al fisco che rischiavano di portarmi sul lastrico o di lasciarmi in rosso. Più si guadagna, infatti, più si soddisfano bisogni costosi, senza considerare che il 53 per cento del reddito andrà versato al fisco in un dato giorno in cui ci si ritrova all'improvviso poveri. Dopo esserci sentiti più ricchi arriva il momento in cui, in modo simmetrico, ci sentiamo dei poveretti.

Al di là di queste considerazioni, vivo il denaro come un vero pericolo, un grandissimo rischio che risolvo sempre mettendo un freno alle mie possibilità di guadagno e dedicando il tempo ad attività personali non remunerate.

Certo, non avere denaro, e dunque rinunciare a bisogni importanti o addirittura essenziali, è una malattia sociale gravissima. Tuttavia, ripeto, è una malattia altrettanto grave l'eccesso di ricchezza, almeno nella mia valutazione.

Mi sto accorgendo che il mio portafoglio mi fa provare entrambe queste condizioni, perché talvolta è vuoto, talvolta è più fornito, anzi pieno: due segnali opposti di pericolo, che mi aiutano a prendere coscienza del mio legame con il denaro. A volte mi ritrovo senza soldi e chiedo a mia moglie se ha qualche euro da prestarmi per il caffè, altre volte ho invece la sensazione di possedere tanto: prove di ricchezza e di povertà, in cui avverto i sintomi di queste due malattie gravissime.

La ricchezza è una malattia sociale perché suggerisce una visione del mondo e della società distorta, in cui ci sono due tipi di uomini totalmente differenti, i ricchi e i poveri. I ricchi sono portati a difendere e a dare forza alla propria condizione, spesso si ritengono migliori dei poveri, considerati individui inferiori. La povertà diventa così un peccato del singolo, una personale incapacità.

La diversità di posizione economica diventa fatalmente una disparità tra persone, esseri umani.

Per vedere il mondo senza notare i poveri, occorre esaltare se stessi e quanti fanno parte del proprio clan. Che i ricchi siano pochi e sempre di meno, mentre i poveri siano molti e sempre di più rafforza il concetto di élite: esistono i pochi chiamati, gli eletti, e i tanti esclusi.

Si determinano così anche quelle condizioni di vantaggio, per cui i ricchi possono ottenere ciò che è negato ai poveri o che questi raggiungono con una fatica molto maggiore. Insomma, un'umanità in cui ci sono i grandi del denaro e i pezzenti.

Questa falsa divisione genera una presunzione che altera la personalità, creando pretese assurde. Ci si sente intoccabili grazie al denaro, favoriti dalla ricchezza e dai suoi simboli esteriori, inclusa la bellezza. Il ricco può curarsi meglio e dunque preservarsi in forma, diversamente da chi, povero, deve affrontare ogni giorno la difficoltà di sopravvivere e la fatica di vivere che, anche se non comporta sforzi fisici, diventa una condizione triste e penosa. Tendere la mano non è faticoso ma è deprimente, al limite della dignità.

La ricchezza copre tutto: la volgarità, la stupidità, l'ignoranza. È frutto non di doti speciali, ma di abilità che a volte accomunano il ricco e il criminale.

Se la delinquenza è una perversione sociale, si potrebbe parlare anche di una perversione della mente, capace di generare visioni del mondo distorte e spietate, promosse dalla ricchezza. E questa perversione del pensiero è la peggiore, certamente supera quella sessuale.

Il mio portafoglio mi mette su una bilancia e se osservo i due piatti capisco che sia una società economicamente squilibrata sia la ricchezza sono disturbi sociali. Rischi che non si possono ignorare, altrimenti si vive come se i poveri non ci fossero e il mondo fosse fatto soltanto di ricchi, chiusi entro clan o caste dove non si sente più la puzza della povertà, creata magari da un modo ingiusto di produrre e gestire la propria fortuna.

So bene che se questa società non mi permettesse di vivere in maniera onesta e libera, potrei non essere in grado di guadagnare perché non accetterei di farlo rinunciando a dignità e libertà, e sarei un povero. Libero e dignitoso, ma povero comunque.

So anche che la povertà è un rischio, se non per me, per i miei figli e i miei nipoti. Come so del resto che la ricchezza è una malattia. Mi limito a raccontare solo un caso.

La storia riguarda una delle più ricche e importanti famiglie del paese. Sono le tre del pomeriggio e un uomo sui 40 anni è fermo con una piccola utilitaria sul viadotto di un'autostrada del Nord. Talvolta chi è in auto si ferma lì, nella corsia di emergenza, per guardare con sgomento il dislivello, che è di settanta metri. Quel tale sta telefonando. È del tutto naturale che non avendo portato con sé l'auricolare si sia fermato per questo scopo. Ma purtroppo dopo qualche minuto si affaccia su quell'abisso e si butta, rotolando e rimbalzando sul greto del torrente che scorre in fondo al precipizio. Lo ritrovano cadavere, quasi irriconoscibile. Aveva appena telefonato alla sua tata per scusarsi: non sarebbe arrivato per cena, doveva vedere alcuni amici.

A casa non aveva nessun altro. Alla tata aveva fatto riferimento per la maggior parte della sua vita perché il padre, un potente, era sempre impegnato e poi non approvava il comportamento del figlio, disinteressato alla loro ricchezza. Del resto bastava guardare l'automobile che usava, non l'avevano nemmeno i dipendenti di più basso livello della grande impresa del padre.

Un'altra telefonata l'aveva fatta al dentista, dove avrebbe dovuto recarsi alle cinque.

Era il figlio della ricchezza e aveva solo voglia di morire perché non accettava quell'ambiente dorato e falso. È morto di ricchezza. Già in precedenza aveva tentato di scappare da quel mondo drogandosi, si trattava di brevi fughe che, però, lo avevano ancora più distaccato dalla famiglia, perché aveva dovuto passare qualche notte in galera, e questo era veramente troppo!

Come se non bastasse si era laureato in filosofia. Si sa che per un imprenditore è una perdita di tempo perché ancora non esiste una filosofia del denaro.

Conosco molte persone povere piene di umanità, mentre tanti ricchi mi fanno pena perché mancano di tutto esclusi i soldi, con cui credono di poter avere ogni cosa. Invece sono vuoti e pieni di nulla, anche se di un nulla profumato.

Ecco perché non concepisco l'uomo a una dimensione, come lo definiva Herbert Marcuse, ma cerco le tante dimensioni umane. E non c'è nulla di umano in un paese in cui c'è gente che muore di fame e non viene curata perché straniera e non in regola con i permessi di soggiorno.

Sono stato nei luoghi più esclusivi e ho sempre provato pietà per l'uomo, per quel nulla rivestito di denaro.

Preferisco chi soffre, perché so che la sofferenza, anche quando sarebbe evitabile, è profondamente umana. E poi so che la ricchezza non è gioia e nemmeno felicità.

Sia la ricchezza, almeno quella degli esempi insigni, sia la povertà, quando pregiudica i bisogni primari e la stessa esistenza, diventano malattia. Condizionano e addirittura alterano ogni altro parametro umano, dalla dignità all'ideazione al pensiero, legato esclusivamente al denaro: a come preservarlo e farlo crescere, o a come procurarselo per sopravvivere. Quando un elemento, in questo caso il denaro, fissa e condiziona lo stesso procedere della mente e degli affetti, diventa una monomania, una malattia grave che nessuno cura, anche perché non è inserita nei manuali delle terapie della mente. Il denaro diventa l'unico riferimento della propria esistenza e tutto il resto dovrà confrontarsi ed essere compatibile con i suoi princìpi.

Per il ricco esiste solo l'alleato, che dà sicurezza. Non va mai praticata la solidarietà, che mette a contatto con persone pericolose, con probabili approfittatori. Non è possibile nemmeno amare, perché rimane il dubbio che il legame sia solo strumentale.

Allo stesso modo il povero non si espone all'amore perché sa di non poter essere amato. Nei suoi timori, chi lo avvicina è solo un malato o una persona ancora più povera.

In questi casi il denaro finisce per essere l'idea dominante, in grado di modificare e condizionare persino la meccanica mentale che produce solo pensieri in valuta pregiata, riduce tutto il mondo a cartamoneta, e l'uomo a denaro. Ogni altra caratteristica scompare o viene coperta e si entra decisamente nella fase della malattia.

Queste considerazioni mi riportano al mio portafoglio, che contiene perlopiù qualche banconota ma non è mai straripante di biglietti. Quando lo uso, dunque, devo sempre tener conto della disponibilità del momento.

Il mio portafoglio mi suggerisce sempre che posso fare qualcosa, mai che posso fare tutto. Ogni volta che lo tolgo dalla tasca interna mi pare educato all'uso del denaro e alla decisione di come spenderlo.

Anche quando lo dimentico a casa o lo perdo, come qualche volta è successo, non vedo il mondo crollare e nemmeno il cielo farsi cupo e tempestoso. La mia vita non ne viene modificata. Il portafoglio deve esserci e contenere qualcosa. Mai, però, può suggerirmi il *no limits*.

Credo di essere un buon esempio di risparmiatore e dunque uso oculatamente il denaro, che pertanto non ha un potere in sé ma è sempre sotto il mio controllo. Ogni acquisto rientra in una precisa filosofia di vita e in una sobria visione del mondo e della società in cui vivo.

Sono convinto che questo dovrebbe essere il preambolo di ogni processo educativo al denaro. In un giovane bisogna prima costruire o fare emergere una filosofia di vita, cioè dare un senso al suo essere nel mondo, al nostro essere animali così speciali. Solo allora si può dare un significato al denaro. E dovrebbero essere i padri a comprare il primo portafoglio per i propri figli.

Del denaro ho imparato il significato esistenziale prima ancora del suo potere di acquisto. Sono più abile nel risparmiare che nello spendere, ma talvolta è meglio spendere che adorare il denaro e tenerlo chiuso nel portafoglio, sempre più gonfio. Non incorro nella sindrome di un Paperon de' Paperoni, o meglio dell'avaro, che è sempre prima di tutto avaro con se stesso.

Il senso del risparmio permette di usare il denaro, ma in maniera utile e oculata. Anzi mi consente di mettere alla prova la capacità di non buttare nulla, che corrisponde a un principio di rispetto per la vita e per gli altri, per coloro che hanno poco o niente. Buttare è sempre un gesto volgare. Spendere senza limiti è un segno di carenza affettiva, è il tentativo di compensare la propria insicurezza mostrando un potere che non è personale, ma legato al mezzo che si impugna.

Ancora una volta il denaro, come oggetto simbolico di

potere, riporta al mondo della criminalità, al coltello o alla pistola tenuti sempre, come il portafoglio, in una tasca della giacca. Li si estrae per sopraffare gli altri e spaventare chi è disarmato. Allo stesso modo, sovente si mostra il portafoglio gonfio a chi nemmeno lo possiede, perché è un simbolo di potere e di dominio.

Raramente entro nei negozi per fare acquisti. Quando capita, porto con me mia moglie o una delle mie figlie. Prima di comprare, consideriamo l'operazione in due e questa precauzione è sempre all'insegna del risparmio. Può essere definita una tecnica d'acquisto senza spreco, o con il minimo di spreco. Si può usare per valutare sia il prezzo dei prodotti sia bisogni e necessità, se pure allargati a una società che non ammette le toppe di un tempo, quelle del dopoguerra nella mia esperienza, ma solo quelle griffate di oggi.

In qualche occasione sono entrato in un negozio da solo. Ricordo in particolare un viaggio in Canada e una visita in un grande magazzino dove giunsi casualmente mentre seguivo affascinato il mondo sotterraneo di Montréal. In questa città, per non soffrire troppo il freddo – fino a trenta, trentacinque gradi sotto lo zero –, ci si muove spesso sottoterra prima di salire verso l'alto, in qualche grattacielo. In uno di questi c'era il grande magazzino.

La mia attenzione fu subito attratta da una distesa di camicie, il capo di abbigliamento che più mi attira. Non guardo mai i pantaloni, le calze, le scarpe o le giacche e neppure gli abiti, ma le camicie prima di tutto, e poi le cravatte. Sono gli unici capi che ritengo di poter scegliere autonomamente, anche se di fatto poi me li trovo acquistati dalla famiglia.

Sono portato a fare compere solo a prezzi stracciati, quando il risparmio mi pare così clamoroso che persino mia moglie, di solito esigente, sarebbe convinta dell'affare.

Quando comperiamo camicie insieme, lei tende ad approvare acquisti che io invece sarei portato a rifiutare proprio per il loro costo. Valuta il prezzo anche in base alla qualità del tessuto e allo stile della confezione, mentre io faccio fatica a cogliere questi aspetti e scelgo per il colore o per la presenza di tasche. Lo stesso vale per le cravatte: mi pare assurdo pensare a una scelta in base alla forma, sono tutte uguali ed è la fantasia del disegno a colpirmi.

A Montréal mi trovai davanti una straordinaria spianata di camicie, su cui svettava un cartello con il prezzo: un dollaro l'una. Con un ulteriore vantaggio: dieci al prezzo di otto.

Senza tanti ragionamenti mi sembrò un affare straordinario. La varietà era a dir poco sorprendente: non solo era possibile acquistare dieci camicie; era impossibile non farlo. Arrivai a pensare che fosse stato il destino a portarmi lì, in quel punto preciso, all'interno di un magazzino sconfinato distribuito su un intero grattacielo.

Cominciai a toccare le camicie, a guardare i colori e naturalmente a cercare la mia taglia, la quarantadue. Quell'esplorazione mi sembrava incredibile. Mi trovai addirittura a temere che gli altri clienti potessero scegliere gli stessi capi che piacevano a me. Questo timore mi caricò di una certa fretta: la mia iniziativa doveva essere rapida, come se stessi per perdere un'occasione da attribuire al destino, che in questi casi si chiama fortuna.

Raccolsi facilmente dieci camicie, restando deluso perché sul bancone ne vedevo ancora tantissime che non erano entrate nella mia selezione. Presi a rimetterne a posto una per sostituirla con un'altra che mi pareva migliore. La scelta si allungava, anche se tenevo saldamente tra le braccia gli esemplari che ormai mi appartenevano. Mi sentivo così garantito dai concorrenti che altrimenti – pensavo – avrebbero scelto proprio le camicie che tenevo strette.

I continui cambi, cioè rimetterne a posto una per prenderne un'altra, attirarono l'attenzione di una delle commesse, che mi si avvicinò per chiedere se avevo bisogno di aiuto. Ne approfittai per domandare se potevano darmi una borsa o prepararmi un pacchetto, visto che dovevo viaggiare in aereo. Mi disse che non c'era alcun problema. Allora mi si presentò un'idea brillante, annunciata come sempre da una lampadina che si accende nel cervello e proprio per questo si chiama illuminazione: comprare venti camicie.

Guardai nel portafoglio, tenendo conto che l'indomani sarei partito. Calcolai il costo del taxi, o come alternativa dell'autobus, per l'aeroporto: mi restava comunque denaro a sufficienza per le venti camicie. Mi sembrò la giustificazione decisiva.

Con un sorriso sulle labbra mi ritrovai a scegliere le altre dieci. Con piacere notai che mi stavo riprendendo alcune di quelle che avevo scartato e provai una soddisfazione incredibile nel constatare che possedevo dei criteri di scelta strutturati e non causali. Insomma, uscii con venti camicie.

Avevo dedicato più di un'ora a quella operazione per me strabiliante e quella sera al telefono annunciai a mia moglie una sorpresa eccezionale. Anzi per sottolineare il grande affare avevo messo a punto un piano che consisteva nel dichiarare all'inizio una spesa ben maggiore di quella reale (comunque nulla rispetto al costo di una sola camicia in uno di quei negozi dove mi porta di solito mia moglie). Poi progressivamente avrei abbassato la cifra, fino a rivelare la spesa reale, lasciando di stucco mia moglie e le mie figlie. Mi avrebbero laureato come il miglior compratore di camicie al mondo.

Al di là di queste fantasie dovevo affrontare il problema di come trasportare i miei acquisti in aereo. La borsa del grande magazzino non era adatta. Era aperta e le camicie potevano uscire. Del resto come bagaglio a mano era enorme e non mi avrebbe permesso di portare in cabina la borsa con i documenti e altre cose importanti che non potevo spedire. Avrei dovuto aggiungere le camicie al bagaglio da spedire, ma mi serviva una di quelle borse che si chiudono ermeticamente.

Mi decisi quindi a comprare una borsa-valigia e andai in un negozio dove soffrii terribilmente. Di quel genere di oggetti non ero esperto e poi mi stavo accorgendo che la borsa costava più del contenuto. In ogni caso la spesa complessiva era inferiore al valore reale delle camicie, ne ero certo. Fantasticavo persino di venderne qualcuna in Italia. Insomma, comprai una borsa da 24 dollari, con tanto di lucchetto perché nessuno potesse vederne il contenuto e approfittarne.

Negli aeroporti era noto che gli addetti allo smistamento talora aprivano i bagagli in transito e si appropriavano di oggetti altrui. Non ero certo che il problema riguardasse gli aeroporti canadesi, ma la paura aggiungeva una motivazione in più per quell'operazione, che stava diventando complessa. E inoltre sapevo che, per quanto funzionale, quella borsa non l'avrei usata mai più, perché era di pessimo gusto.

Devo ammettere che questa storia mi tenne occupato e mi diede anche qualche preoccupazione. Pensai ai modi barbari con cui vengono buttati i bagagli sui carrelli e nella stiva degli aerei, e mi chiesi se le camicie non si sarebbero danneggiate. Avevo anche paura che mi smarrissero il bagaglio, un timore che di solito non ho. So che questi eventi hanno una bassa probabilità statistica e io avevo già dato all'onore della disciplina. Ma sarei stato veramente disperato se mi avessero perso le camicie.

Vinsi anche la tentazione di indossarne una subito per giocare d'anticipo su mia moglie e mostrare i limiti delle sue regole di acquisto.

Preferisco chiudere in fretta la mia avventura. Tornato a casa, mia moglie riuscì a distruggere la mia prodezza e a dimostrarmi che avevo buttato via il denaro. Erano tutte camicie difettate, di una fibra sintetica che «faceva fiamme». Indossandole, scaricavano lampi come se ci fosse un temporale e rischiavo addirittura di farmi male.

Mi sentii offeso, incompreso, e l'unica cosa che non accettai fu di rinunciare a quel ben di Dio. Quindi chiesi almeno di avere un cassetto per riporvele ordinatamente.

Il cassetto vuoto non c'era perché, come mi mostrò mia moglie, era già pieno di camicie e non ci sarebbe stato affatto bisogno di comprarne altre. Semmai avrei dovuto considerare non la quantità ma la qualità: a eccezione di quelle comprate da lei, avevo solo collezionato macerie.

Non sapevo dove sistemarle e quel problema si trasformò in incomprensione di tutta una vita. Fu uno dei rari momenti in cui pensai che con mia moglie ci fosse un'incompatibilità di fondo, che meritava di essere inquadrata in un'ipotesi di separazione. Certamente in tribunale avrei ricordato a mia discolpa il caso delle camicie canadesi. Anzi, le avrei portate in aula, come prova delle responsabilità di mia moglie.

Intanto le camicie rimasero nella borsa acquistata appositamente per loro. Ci tenevo a lasciarla in bella vista, per controllare che mia moglie non le maltrattasse.

Ovviamente ne indossai una, quella più colorata, ed effettivamente, sarà stato per suggestione, avvertivo un prurito diffuso sotto pelle, che tendeva a espandersi nelle varie parti del corpo. Mi pareva proprio di avvertire delle lievi scariche di corrente, ma sopportai in silenzio e a lungo, perché non avevo comprato una, ma venti camicie.

Una storia come questa fa riflettere sul significato del risparmio. Tra le tante ipotesi ne vanno inserite alcune che rasentano il paradosso, almeno per me. Per esempio, si può sostenere di aver risparmiato pur spendendo moltissimo, perché si è guardato alla qualità del prodotto, all'originalità, alla confezione, alla garanzia.

Per me risparmio vuol dire invece spendere poco, anzi pochissimo. E sempre a proposito di camicie, la migliore in assoluto è quella regalata. Non so perché, ma ahimè quasi nessuno regala camicie, forse per paura di brutte figure. Magari chi riceve il dono pensa di avere davanti una camicia canadese da 80 centesimi.

Nella mia vita ho ricevuto tantissime vestaglie da camera, di seta o di altri tessuti pregiati. Naturalmente non le ho mai usate e ho sempre pensato che al posto di quell'oggetto avrebbero potuto comprare una camicia, e magari anche una cravatta, allo stesso prezzo.

Mia moglie invece è sempre piena di ammirazione per chi fa questi regali inutili e un poco perversi. Guardando le vestaglie lei descrive ricami e *finesse*, io invece mi immagino soltanto atmosfere da *boudoir*. Nella mia mente tutto quanto è da camera assume una colorazione erotica.

Potrei raccontare storie infinite sui miei risparmi nell'acquisto di camicie. Non lo farò, ma devo ricordare l'affare realizzato in un bel negozio di Napoli.

Stavo in albergo sul lungomare Caracciolo e uscii per una passeggiata. Prima di attraversare la strada, notai dei negozi che esponevano saldi con prezzi stracciati.

Mi fermai davanti a una vetrina piena di camicie. Del resto qualsiasi altra per me sarebbe come vuota, anche se contenesse un abitino indossato da Marilyn Monroe.

La zona della città è elegante, i negozi bellissimi. Si sa che Napoli è luogo di grande raffinatezza, in particolare per le camicie e per le cravatte. Mi hanno raccontato di persone che nel secolo scorso da Parigi si facevano confezionare le camicie a Napoli. Una testimonianza che non lascia dubbi sulla fama meritata della città.

Una camicia 30 euro, due 50, tre 60. La progressione indicava l'affare a tutti; anche a chi, come gli eschimesi, non usa mai camicie. Rimasi lì davanti come imbambolato, incredulo.

Pensai al portafoglio, anzi lo presi dalla tasca e ne osservai il contenuto. Con qualche stratagemma potevo permettermi l'offerta completa: tre camicie a 60 euro. Non mi conveniva acquistarne una sola: saresti un imbecille, mi diceva il portafoglio; ti costerebbe una volta e mezzo di più, e poi ricordati che sono camicie di Napoli.

Mi dimenticai persino del mare che, all'uscita dall'hotel, mi aveva promesso un tramonto da sogno, sollecitando in me un atteggiamento romantico. Ora vedevo solo un mare di camicie e un'aurora che sapeva di fortuna. Perché attraversare la strada per arrivare al lungomare? Per farmi investire da qualche automobile? Non avrei più visto quella meravigliosa vetrina.

Mentre facevo i conti, consideravo l'effetto che avrei ottenuto a casa. Era passato qualche anno dall'incidente del

Canada, la borsa con le venti camicie sparita, ma il vecchio conflitto con mia moglie non del tutto dimenticato.

Dal negozio uscì un elegante commesso: «Dotto', entrate, così liberamente potete vedere anche altri esempi». Sarei entrato ugualmente ma questo era un vero e proprio invito.

L'uomo indossava una camicia e una cravatta stupende. Al suo confronto io sembravo un barbone. E dire che i miei abiti li aveva comprati mia moglie: lei ama vestirmi come se fossi un incapace, anzi, come il figlio maschio che non abbiamo mai avuto, in una famiglia di femmine.

«Dotto', qui siete a casa vostra, guardate e se avete bisogno di aiuto sono a disposizione.» Un tocco di stile in una città di grandissima cultura.

In realtà il commesso si era messo in moto e non mi permetteva di fare nulla senza il suo aiuto. Cominciò a chiedere quale fosse la mia taglia, e più precisamente la circonferenza del mio collo, dettaglio che ignoravo. Allora disse: «Dotto', è una misura che bisogna sapere e poi nel caso vostro è una misura d'oro perché avete un collo che sembra un'opera d'arte».

Mi sentii quasi ridicolo. Lui, però, precisò il suo complimento, trasformandolo in un'osservazione quasi scientifica. A suo parere, il mio pomo d'Adamo era ben proporzionato, mi permetteva di indossare le camicie in maniera perfetta.

Misurò il collo e disse che portavo la taglia con la maggiore possibilità di scelta. Ero fortunato: quelle camicie, che a prezzo intero costavano tre volte tanto, erano in saldo proprio perché ormai non coprivano tutta la gamma. Insomma, per la mia misura c'era «roba eccezionale». Mi stavo lasciando sedurre dall'offerta di tre camicie a 60 euro. Per essere sicuro di non aver interpretato male, feci notare che erano veramente a buon prezzo. Il commesso mi rassicurò, e cominciai a scegliere in sua presenza. Lui cercava di indirizzarmi, sottolineando che ero un uomo di gusto straordinario. Lo deduceva dai miei sguardi, evidentemente, dal momento che non avevo ancora concluso nessuna scelta.

Finii per prendere tre camicie che già consideravo mie. È curioso, quando si è deciso l'acquisto cambia completamente il rapporto con l'oggetto individuato. Si ha paura che qualche altra persona lo scelga, si vorrebbe persino evitare che lo tocchi.

A questo punto, il commesso mi chiese se volevo qualche cravatta. Il no fu deciso. A implorarmi era il mio portafoglio, che dalla tasca interna della giacca chiedeva pietà con voce bassa ma chiara.

Mi furono proposte soluzioni alquanto complicate per preparare il pacco: ogni camicia con un proprio pacchetto, oppure tutte e tre insieme in una confezione unica. Naturalmente sia in un caso che nell'altro ci sarebbe stato un nastrino, che mi fu mostrato, di colore rosso con la firma della casa, e un ricciolo color oro che avrebbe coperto il nodo.

Non potei dire cosa pensassi finché non si concluse la dettagliata descrizione. Feci presente che non avevo bisogno di tante raffinatezze perché le camicie erano per me e non per un regalo. Del resto era evidente, avevamo calcolato la misura del mio collo.

Il commesso mi raccontò che molti clienti di una classe che doveva essere eccezionale – parlo di baroni e ricchi professionisti – amano farsi dei regali, giustamente. Dunque la confezione elegante la motivano pensando a se stessi. Del resto, disse, poteva essere che io comprassi delle camicie d'eccezione per il mio prossimo compleanno o per la festa di san Gennaro. Questo strano riferimento lo usò per chiedermi se ero di Napoli e da dove provenivo, e così seppe che stavo in albergo, che vivevo a Verona e che sarei partito l'indomani mattina.

A quel punto mi venne prospettata una nuova opzione: inserire ciascuna camicia o tutte e tre insieme in un sacchetto di seta e poi all'interno di una scatola già predisposta, che sarebbe servita anche come custodia, una sorta di corazza per evitare che si stropicciassero. Aggiunse che di solito questa modalità veniva offerta solo a chi acquistava le camicie a prezzo intero, perché il sacchetto di seta con tanto di logo, che mi mostrò, aveva un costo per la casa.

Dissi che non potevo accettare quella confezione per lo spazio che richiedeva. Il mio viaggio era fatto di corsa e non avevo una valigia.

Insomma, era chiaro cosa fare e lui disse: «Dotto', ci penso io». Si appoggiò sul banco scegliendo un foglio di carta, preparò i nastrini e mi spiegò che non aveva optato per il rosso. Intanto parlammo di me, dei miei congressi e ci fu tempo anche per dirmi qualcosa di lui, amava la vela e aveva una piccola imbarcazione. Mi invitò infine a dare un'occhiata ai pigiami e io andai a guardarli, anche se mai ne avrei comprato uno.

Finalmente pagai i 60 euro e uscii con quello splendido pacco. Tornai in albergo a depositarlo, temendo che sul lungomare, ormai al tramonto, qualcuno me lo potesse rubare. Era un oggetto prezioso ai miei occhi; avrebbe potuto fare la stessa impressione a qualche scugnizzo, pensai, disposto a prendersi il pacco con astuzia impareggiabile.

Mi ricordai allora di un'altra esperienza capitatami a Napoli e sorrisi. Non potevo ridere sguaiatamente perché ero pur sempre stato messo in ridicolo.

Anche in quel caso camminavo con un pacchetto sotto il braccio, dalle parti della stazione. Un ragazzino me lo sfilò con tale arte che per qualche secondo continuai a camminare come se tenessi ancora stretto il pacco. Notai il ragazzo, ma lui non scappava. Anzi, quando capì che finalmente mi ero accorto del furto, mi disse: «Dotto', non voglio rubare a voi, sto facendo allenamento, ecco il pacco ma datemi qualcosa». Gli proposi tre euro, che avevo in moneta, ma lui rifiutò, obiettando che era giovane sì, ma pur sempre un professionista. Naturalmente di fronte a questa affermazione e alla serietà con cui la pronunciò, gli diedi il minimo professionale, cinque euro.

Questa volta se avessi trovato un professionista avrei perso il pacco, che per me non valeva più i 60 euro pagati ma almeno tre volte tanto. Così avrei detto a casa, dichiarando come sempre una spesa maggiore di quella reale. Sentendo il prezzo, in famiglia mi avrebbero accusato di essere un pollo da spennare. Io allora avrei abbassato la cifra un po' alla volta, per dimostrarmi al contrario un vero uomo d'affari, sia pure specializzato in camicie. Come spesso mi accade in questo gioco al ribasso, sarei arrivato a dichiarare meno di quanto effettivamente pagato.

Non uscii più dall'albergo e misi subito il pacco nella mia borsa da viaggio. Naturalmente assegnai un posto in prima fila al nuovo inquilino, particolarmente prezioso visto il risparmio realizzato.

Giunto a casa, come sempre lasciai l'apertura del pacco a mia moglie, per stupirla ancor di più con il mio gusto e il mio senso per gli affari. Rimasi, però, di sasso, esterrefatto. C'era una sola camicia, non volevo crederci. Il pacco era stato confezionato in mia presenza. Magari non ero molto attento, ma avevo visto tre camicie.

Capii che qualcosa non aveva funzionato e raccontai tutta la storia. Così alle beffe si aggiunsero le accuse, e mi sentii in colpa per avere sprecato del denaro.

In questi casi ho constatato che non nasce nemmeno un senso di rabbia, non c'è voglia di protestare per riprendersi il dovuto. Forse, inconsapevolmente, si teme di fare ancora una volta la figura degli allocchi. Potrebbe saltar fuori una giustificazione imprevista e sembreremmo ancora più fessi. «Dottore, probabilmente lei ha scelto una camicia che non era tra quelle in saldo, ora io non mi ricordo della sua visita e poi forse l'ha servita un mio collega, ma lo deduco dal prezzo.»

Rimane solo da dire che anche il risparmio e lo spreco sono termini relativi. Risentono delle condizioni economiche personali, e delle preferenze particolari e strane verso certi oggetti. Nel mio caso, a eccezione dei beni simbolo, acquistare capi di abbigliamento in genere mi sembra non necessario, uno spreco. Si tratta, però, di una valutazione relativa, come si capisce dalla mia attrazione per le camicie.

Mi dimentico di possederne già tante, magari mai indossate, e ne compro di nuove: per me sono sempre utili, vedo ovunque il risparmio e l'affare. Per mia moglie invece il mio comportamento è senza discussione all'insegna dello spreco e della follia, perché ritengo di aver bisogno di ciò che è assolutamente inutile.

A dire il vero anche il mio portafoglio borbottò e mi parve un rimprovero stringato ma deciso. Disse che dovevo proprio finirla con le camicie, che ce n'era abbastanza per darmi all'ippica. Ma io non ne sono affatto convinto anche se ho mantenuto uno stretto riserbo e un misterioso silenzio.

Giuda Iscariota

Tra i personaggi del Vangelo, dentro la storia dei discepoli di Cristo, la figura di Giuda Iscariota è quella che continua a sconvolgermi. Mi pare che ben rappresenti i rischi del denaro, gli effetti che può avere sul comportamento dell'uomo. Giuda non solo ha tradito un uomo senza colpe, consegnandolo alla giustizia e ai suoi detrattori. Per trenta denari ha addirittura venduto il figlio di Dio. Il prezzo del tradimento, che non è mai adeguato, diventa persino ridicolo se c'è di mezzo il Padre eterno.

Già valutare in denaro un uomo, chiunque esso sia, è inverecondo. Applicare il calcolo al più grande degli uomini, se è solo uomo, e a Dio, se è vero che ne rappresenta l'incarnazione, è follia, e dunque il denaro può portare a neutralizzare ogni principio e ogni sentimento.

Non ci sono elementi per pensare che Giuda fosse un nemico di Cristo. Tutto lascia intendere che anch'egli, come gli altri discepoli, fosse amato dal maestro; e non risulta neppure che dubitasse della divinità di Cristo, come Tommaso.

Mi sembra che la storia di Giuda indichi il più grave errore mai compiuto in nome del denaro. Mi viene in mente l'omelia che don Primo Mazzolari tenne un giovedì santo, quando disse che in quel giorno del tradimento di Cristo voleva parlare del «fratello» Giuda e del Giuda che «ho dentro di me» e «che forse anche voi avete dentro».

Giuda è un uomo, come noi. Siamo tutti capaci di vendere Dio per pochi denari. Se calcolassimo in euro il prezzo di quel tradimento, ci sembrerebbe ridicolo rispetto alle bustarelle scambiate con molta frequenza nel mondo corrotto del tempo presente. Insomma, l'uomo per poco denaro è capace di tradire anche i sentimenti più profondi.

E ancora oggi, in alcune espressioni popolari, si definisce la qualità di un uomo dicendo che per denaro potrebbe «vendere la propria madre e prostituire la propria figlia».

Il denaro ha la forza per sconvolgere tutti i princìpi, forse persino quelli biologici, impressi dentro la nostra carne. Per poco denaro si massacra qualsiasi cosa. È un effetto che richiama le parole magiche del mondo delle fate e delle streghe: con una metamorfosi incredibile l'uomo può trasformarsi in un mostro, capace di tradire il Signore del Cielo e della Terra e mandarlo sulla croce.

Un potere sconvolgente, e di Giuda è veramente pieno il mondo. Persone che per denaro cambiano idea, vanno contro la legge. Controllori dello Stato che annullano ogni infrazione e che per pochi soldi vendono la propria libertà. Gente che passa da una coalizione all'altra, che si prostituisce perdendo la propria dignità, che per denaro arriva a uccidere, come si trattasse di un incarico professionale o di un gesto qualunque, banale.

Persino le ideologie sono valutate in denaro, in base ai risultati economici che garantiscono.

Non appare esagerato ricordare che, sempre nel Vangelo, il demonio offre «tutti i regni del mondo» e dunque tutte le sue ricchezze, in cambio di essere adorato. Il denaro, quindi, come metafora del demonio e del male.

Tutti gli uomini sono corruttibili. Per alcuni bastano trenta denari, per altri servono trenta milioni di euro, ma ci si lascia corrompere sempre: questo è il credo dei corruttori.

Il denaro è l'ossessione, lo strumento che l'uomo possiede per diventare potente, per emergere di fronte a tutti gli altri. Il potere come «io posso e faccio perché posso». Se l'uomo tende a dominare, allora cerca il denaro, che è la via per farlo: se uno è fisicamente debole assolda uomini forti, eserciti interi; se è brutto usa la ricchezza come strumento di attrazione.

Il denaro, insomma, finisce per sostituire la stessa anima dell'uomo, intesa come guida, imperativo, costituzione. È un vero demone o lo può diventare. Crea un legame che diventa dipendenza, mentre dà l'illusione di essere liberi, di poter fare cose altrimenti impossibili.

Non si può certamente giudicare il denaro in sé. Bisogna considerare l'uso che ne fanno i singoli e la società intera, valutare il senso che una civiltà gli può attribuire. Si può ridurre l'uomo a solo denaro per esempio, oppure considerare il denaro nella sua ambivalenza: uno strumento facilitatore ma anche un demone distruttore. D'altra parte questa distinzione, che va oltre i dualismi dogmatici, riguarda molti comportamenti.

L'amore è la più bella delle esperienze, ma può diventare un vero inferno quando la gelosia si trasforma in delirio: per paura di perdere il proprio oggetto d'amore, ci si impedisce persino di amare.

In modo simile l'alimentazione ci tiene in vita e rende l'esistenza più piacevole, ma può diventare un'ossessione, come nella bulimia, o essere rifiutata fino al rischio di morire, come nell'anoressia.

Senza dubbio anche il denaro da demone può trasformarsi in angelo. Per esempio permette di affidare un figlio malato a luoghi di cura altrimenti inaccessibili o consente di studiare all'estero, seguendo corsi che richiedono intelligenza e applicazione, ma anche le risorse economiche necessarie per spostarsi e vivere lontano da casa. È altrettanto angelico quando permette il divertimento, perché l'uomo ha diritto anche alla gioia.

Alla gioia più che alla felicità, perché nella gioia non si dimentica il mondo e nemmeno il proprio mondo interiore fatto di ricordi, di paure e di sofferenze, e la gioia permette persino le lacrime: «Ho pianto di gioia». La felicità invece è la risposta a uno stimolo, e cessa quando lo stimolo scompare o si consuma. La gioia è diffusiva e tende ad allargarsi agli altri.

In questa doverosa e forse scontata precisazione, tuttavia non si deve ridurre il denaro solo a mezzo, come una bicicletta per spostarsi con minor fatica o un coltello per tagliare la carne, perché il denaro ha una potenza molto maggiore e tende a diventare parte del pensiero e della vita, come se fosse un organo che si aggiunge al resto del corpo. Un nuovo cervello o una protesi che riesce ad alterare i meccanismi cerebrali. È un mezzo che tende, con forza, a diventare parte di ogni uomo: quel Giuda che ha un'identità precisa, individuale e storica, è un «Giuda che ho dentro di me» e «che forse anche voi avete dentro».

In questo senso è ben più di un oggetto. Può diventare un demone che rischia di alterare un'intera società, dominandola completamente. Gli angeli non sono ingiusti e di parte, non difenderebbero mai la distinzione tra ricchi sfondati e poveri in canna.

Il denaro quindi va dominato, anche perché lo portiamo sempre con noi dentro il portafoglio. Dobbiamo sapere che può essere una presenza provvidenziale, ma al contempo tremenda.

Del resto, anche nelle storie dei grandi ricchi che abbiamo raccontato, è difficile vedere il volto angelico del denaro. Nel migliore dei casi quegli uomini erano sepolcri imbiancati o lupi vestiti da agnello.

Riferendomi ancora alla mia esperienza, che ovviamente non voglio elevare a legge e nemmeno a teoria forte, posso dire che non sono mai stato attratto da un uomo ricco. I miei maestri, straordinari per una serie infinita di qualità, non avevano nessuna tendenza a mostrare il portafoglio o a indossare simboli che rivelassero un conto in banca astronomico: non possedevano certo grandi patrimoni e, se anche avessero avuto delle ricchezze di famiglia, le avrebbero considerate semplici *accidentes*, senza rinunciare alla loro vita di studi, di impegno, di passione. Certo, non ho conosciuto nemmeno maestri malati di povertà estrema, anche se qualche barbone pieno di fascino e capace di intrattenermi l'ho incontrato. Soprattutto sono molti i casi di matti, fuori del mondo e anche senza denaro, che mi hanno insegnato cose importanti. Alcuni mi hanno persino mostrato come vivere meglio.

Denaro e felicità

Il legame tra il denaro e il complesso stato d'animo che si chiama felicità va visto all'interno della questione che abbiamo posto: è possibile trattare il denaro *sub specie* psicologica? Oltre alle scienze economiche, che ne rappresentano il contenuto specifico, è utile anche un sapere diverso, che studia il comportamento umano?

Possiamo subito affermare che la relazione tra denaro e felicità dipende dal punto di partenza. Senza dubbio per un povero disporre di denaro e soddisfare bisogni prima irraggiungibili genera felicità; si passa infatti da una frustrazione cronica, legata allo stato di povertà, alla percezione di un salto nella propria condizione: si prova il senso di possedere e dunque di potere.

Chi è nato in una culla piena di denaro, invece, se vede aumentare la propria ricchezza non percepisce questo stesso salto qualitativo. Semmai solo piccoli cambiamenti esistenziali, che potranno persino non avere peso.

La sensazione di felicità provocata dal denaro non è del resto continua. Dopo un periodo più o meno lungo, chi si è arricchito si sentirà ancora relativamente povero e dunque vivrà nuovamente un senso di frustrazione: in lui saranno nati dei desideri nuovi, avrà notato persone ancora più ricche, modelli impossibili da imitare, misura di una mancanza che produrrà infelicità. Se anche i nuovi desideri verranno soddisfatti, grazie a una maggiore disponibilità economica raggiunta, si proverà una felicità soltanto momentanea, destinata a diminuire fino a generare un rinnovato senso di frustrazione: con il successo, sociale e personale, nasceranno altre aspirazioni e rivivrà quella sensazione di mancanza legata al non aver realizzato un obiettivo. Il ciclo si perpetuerà. Quel tale che riesce ad accumulare molto denaro, come tutti i ricchi, ne desidera ancora.

Abbiamo semplicemente descritto la dinamica dell'invidia, il comportamento per cui una persona aspira ad avere ciò che è di un altro. Per soddisfare questo desiderio si perde di vista quanto già si possiede, nella tensione di emulare il proprio modello. Ma non appena ciò accade, subito l'invidia si sposta su uno o più obiettivi nuovi. Nonostante il livello raggiunto, il sistema torna ad azzerarsi, si riparte con il senso di mancanza di ciò che altri hanno e, per compensare il disagio, si mette in moto un meccanismo di frustrazione e invidia.

L'invidia è generalmente a una dimensione. Tutto si riduce all'avere, e quindi al denaro, lo strumento per ottenere quell'oggetto del desiderio che il nostro antagonista già possiede.

È questa l'occasione per sottolineare nuovamente che la felicità è la risposta immediata al raggiungimento di un obiettivo. Si lega quindi alla fase del traguardo: una volta conquistata la meta, il piacere inizia a svanire. Si distingue per questo dalla gioia (*la joie de vivre*), che invece non si coniuga all'invidia ma alla percezione, molto più complessa, di sé e di sé nel mondo. La gioia dipende da una valutazione che si potrebbe definire esistenziale o filosofica: chi la prova non raggiunge mai l'acme della felicità, ma nemmeno la disperazione dell'invidioso, che avverte la propria diversità da un modello ammirato e odiato al tempo stesso, in quanto misura di ciò che manca.

La gioia si lega all'essere nella sua totalità, al *totus homo* e non al denaro. In quest'ottica il denaro è uno dei tanti elementi che definiscono una persona e la sua storia. Ha un significato e un ruolo definiti, non diventa mai un valore esclusivo, capace di sovvertire la visione del mondo di un individuo. Anzi, anche il rapporto del singolo con il denaro dipenderà dalla sua concezione generale dell'esistenza.

Un'acquisizione di denaro, che permette cose prima impensate e ora desiderabili, dà in ogni caso felicità. Dopo poco, però, quel sentimento si consuma, perché quanto ottenuto non esclude di pretendere altro, e poi altro ancora. Alla fine non si tratta più di soddisfare bisogni primari, ma di rispondere a desideri sempre più superflui. Si capisce quindi come il sistema acquisti una dinamica infinita: non si è mai soddisfatti.

Non conosco direttamente l'invidia, non sono mai riuscito a provarla, eppure le mie aspirazioni sono molte. Non riguardano, però, ciò che è fuori di me, ma la mia interiorità, ciò che sono. Insomma, il mio modello è un Io ideale che mi sforzo di raggiungere coprendo la distanza che lo separa dal mio Io attuale. E sono consapevole che si tratta di una corsa continua, anche se non affannosa, perché il mio ideale tende a migliorarmi. Non è mai diretto a un oggetto e meno che mai al denaro.

Il problema sta nella «misura di tutte le cose», di cui parlava Protagora. In questa società è il denaro, ma dovrebbe essere l'uomo: l'uomo nudo si potrebbe dire, senza portafoglio; liberato dal denaro, un oggetto che appartiene al mondo, alla società non al singolo. E nulla di ciò che è fuori di noi può dare una gratificazione al nostro Io interiore.

Esistono molti studi che hanno messo in relazione denaro e felicità (anche se questo termine sovente è inteso in un senso diverso dal mio). I risultati mostrano come cresce il senso di felicità all'aumentare della disponibilità di denaro. La curva che indica l'incremento, all'inizio, è lineare e sale rapidamente; raggiunto un certo valore, però, la crescita rallenta. All'aumentare della disponibilità economica, quindi, le stesse somme di denaro producono incrementi di felicità minori. Alla fine si arriva a una linea piatta – l'aumento della disponibilità non genera alcun piacere – e proseguendo si ha addirittura il rilievo paradossale di un effetto negativo, come se il denaro accumulato provocasse fastidio, sentimenti di paura e di insoddisfazione.

Per ribadire la differenza tra felicità e gioia, possiamo notare come quest'ultima non cresca grazie al denaro e al suo possesso. Addirittura si può avvertire gioia nell'alienarselo e nel donarlo per aiutare gli altri a vivere meglio. Non è l'accumulo ma semmai la donazione a dare gioia. Tante persone di mia conoscenza hanno offerto tutto quello che possedevano restando con il minimo necessario, ma acquisendo serenità e gioia.

Tra i componenti della famiglia B., che ho conosciuto personalmente, il signor Ernesto ha dato tutto quanto possedeva, denaro e proprietà, a un istituto, il Don Calabria, con la richiesta di poter vivere assieme alla comunità che si sarebbe insediata nella residenza in cui egli si trovava. Ha continuato ad abitare nello stesso luogo, gestito poi da una congregazione che si occupava di ragazzi poveri e abbandonati. In questo senso io ho proprio visto la sua gioia.

Ci sono anche tanti casi di ricchi che non spendono nulla, che risparmiano su tutto, che vivono come se fossero poveri e temessero di diventarlo ancora di più. La loro mente è piena di denaro che, però, è escluso dall'uso, potremmo dire dalla vita pratica, dal quotidiano. Ci sono addirittura persone che cercano di ottenere il cibo o gli elementi primari di sussistenza da chi ha molto meno di loro, come se chiedessero l'elemosina.

Sono casi che riportano alla patologia del comportamento, il campo specifico della psichiatria.

Fatte queste considerazioni sul legame tra denaro e felicità, ampliate nel secondo testo in Appendice, «Per un'economia della felicità», si potrebbe ora capovolgere la combinazione e vedere qual è il rapporto, se esiste, tra denaro e infelicità. Non tra la mancanza di risorse economiche e l'infelicità, ma tra la loro disponibilità e l'infelicità.

Insomma, se vediamo il denaro come mezzo, è chiaro che invece che dare vantaggi potrebbe produrre effetti opposti, e dunque svantaggi.

Credo che i casi più significativi di infelicità da denaro non si leghino a perdite o guadagni inferiori alle attese, ma ai problemi che il denaro produce sul piano delle relazioni. A questo proposito si può giungere a veri disastri. L'80 per cento dei discorsi in famiglia è legato in maniera diretta o indiretta al denaro. A volte è il soggetto esplicito del discorso, ma il tema è presente, mediato o mascherato, anche quando si parla di un argomento in apparenza lontanissimo.

Se si affronta il tema della scuola, dall'asilo all'università, in cui inviare i propri figli, l'ombra del denaro è presente, perché condizionerà la scelta di un asilo privato o comunale, di una sede lontana o vicina a casa.

Nel caso dell'università, proprio valutando i costi, si sceglierà l'ateneo cittadino anche se manca di qualche facoltà, escludendo studi più affini agli interessi personali; e magari si giustificherà la scelta in base alle prospettive di lavoro, convincendosi che in fondo le facoltà scartate non offrono grandi opportunità. Così è per le vacanze: all'inizio si può fissare il mappamondo fantasticando su destinazioni lontane, ma poi si fanno i conti con le proprie disponibilità economiche, il globo rimpicciolisce, scompaiono le isole e gli oceani e resta solo Rimini. Così per l'acquisto di un'auto: dagli optional completi al modello più economico.

Questo argomentare sul denaro non avviene nel modo proprio dei dialoghi platonici, con saggezza e rispetto delle diverse opinioni, ma è carico di tensioni, di contrapposizioni fino alla baruffa, e arriva a mutare il clima familiare. Ed ecco ancora il denaro come limite alle relazioni.

Molti sostengono, e mi pare a ragione, che il denaro diventi anche un pretesto per dare spazio in modo mascherato a dissidi di altro tipo, riguardanti relazioni personali e comportamenti.

Il rapporto padre-figli, più di quello madre-figli, è fondato quasi esclusivamente sui soldi: sulla loro richiesta, sulla risposta dei padri che non concorda con quella attesa dai figli, e al contempo su una diversa visione tra padre e madre che quindi allarga il conflitto ai genitori.

E non c'è soluzione, perché sia la paghetta sia il regalare denaro volta per volta sono forieri di dissidi di principio, o di quantità.

Generalmente il padre tende a far pesare il denaro concesso per riaffermare la sua funzione paterna. Anzi il denaro diventa un'arma per mettere in azione piccoli ricatti educativi che, però, non funzionano e creano strascichi lunghissimi. Da una decisione non condivisa può partire un gesto di diniego o una frase offensiva, e allora ci si rinfaccia una mancanza di rispetto, si contesta la definizione dei rispettivi ruoli, si dichiara impossibile la convivenza tra padre e figlio: 50 euro negati si trasformano in una tragedia esistenziale.

Non sostengo che sarebbe meglio dare subito la cifra pretesa, bisogna valutare bene la richiesta, ma anche le motivazioni della risposta. Tuttavia in genere non mi pare che abbia senso un consigliere economico per i rapporti tra padre e figlio, perché questi si legano sempre a situazioni specifiche e non rispondono a princìpi del tutto razionali. Chi volesse razionalizzare i sentimenti si troverebbe di fronte all'esclusione di qualsiasi dimensione psicologica, anche rispetto al proprio comportamento.

Con i figli sono un disastro persino i matematici puri, abili nei teoremi più complessi. Naturalmente non sono immuni da errori nemmeno gli psicologi che, se hanno successo – e lo speriamo – con i pazienti, sono sovente pazienti essi stessi e avrebbero bisogno di cure quando si dedicano ai propri problemi familiari e a quelli con i figli in particolare.

I tanti disagi degli adolescenti, con la loro fatica di crescere ma anche con le molte risorse che potrebbero portare in famiglia, vengono nella maggior parte dei casi ridotti alle richieste di denaro e al cosa farne. Un inutile affanno se si considera il tema del denaro all'interno di una filosofia della relazione, confrontandolo per esempio con il senso della vita o con il ruolo della famiglia.

Oggi il padre nega dieci euro e lo fa in maniera violenta, domani mattina prima di andare in ufficio va a salutare il figlio, cosa eccezionale, e gliene regala il doppio. Così il ragazzo, che non ha compreso il rifiuto della sera prima, non capisce perché il mattino dopo gli viene concesso il doppio di quanto richiesto. Comincia a pensare che tanto non ci sono regole.

Inoltre se il figlio si è accorto di un conflitto tra i genitori, dopo ogni rifiuto del padre andrà dalla madre lamentando l'ennesimo diniego. Lei per ripicca gli darà la somma richiesta, alla sera questa concessione diventerà oggetto di litigio e magari si finirà per rompere oggetti di valore ben superiore alla somma di cui si discute. Se poi si rompe anche la sveglia regalata da una parente di lei, il litigio diventa la guerra dei cent'anni.

Anche il rapporto di lavoro è conflittuale e, indipendentemente dal tipo di professione e dal livello di inquadramento, è fortemente influenzato dal salario percepito.

Il lavoratore spesso reputa inadeguato il proprio stipendio e in certi casi arriva a convincersi che quanto guadagna gli sia dovuto per il semplice fatto di esistere, mentre gli viene negato il vero salario, quello che dovrebbe avere per il suo contributo e il suo valore.

Il compenso ottenuto, in sostanza, è considerato un diritto di base per non fare nulla e ogni volta che si ha la consapevolezza di aver prodotto vantaggi per l'azienda o per lo Stato, se si è dipendenti pubblici, allora si vorrebbe essere pagati di più come riconoscimento.

Ecco quindi l'insoddisfazione, la frustrazione che hanno un peso enorme sull'attività e sul successo delle aziende.

Non c'è età o fase dell'esistenza in cui il denaro non sia un potenziale e sovente un effettivo peso conflittuale, un motivo di guerre, piccole o grandi. E nella storia di un uomo o di una donna il dramma del denaro continua anche dopo la morte.

Per le pratiche di successione si è giunti al 75 per cento di cause legali, con lotte e odi tra congiunti che superano ogni immaginazione, anche quella di chi è pessimista e legge solo cronaca nera o romanzi del crimine.

Uno dei nuovi drammi da denaro riguarda la vecchiaia, età verso la quale sono molto sensibile perché mi appartiene. Ebbene, con l'allungamento della durata di vita stanno aumentando le cause tra padri e figli, dovute a una nuova circostanza: chi rimane vedovo, padre o madre, nonostante un'età avanzata anagraficamente, mostra una buona capacità fisica, una mente ancora lucida e sentimenti vivaci che spesso portano al desiderio e alla voglia d'amore. E allora c'è il vecchio padre che si trova una signora anziana o anche una badante giovane, che oltre ad assisterlo se ne sente attratta, e nasce l'amore.

Un vero miracolo se si tiene conto che di solito i figli sono occupatissimi e non si curano del padre o della madre, ma li affidano appunto a qualcuno e si limitano a una telefonata ripetuta sempre alla stessa ora: una modalità meccanica, espressione di un dovere burocratico.

Se il padre vuole vivere con una nuova compagna pur nel rispetto della memoria della moglie, i figli lo portano in tribunale per dimostrare che è incapace di intendere e di volere e quindi di amministrare il suo patrimonio, non importa di quale entità, magari solo della pensione. Con l'interdizione diventano i suoi amministratori e ne bloccano la relazione d'amore, vista come un tentativo di espropriare il genitore dei suoi averi a danno dei figli, che ne sono i legittimi successori. Sovente si conclude che è bene sistemare il padre in una casa di riposo, abbandonandolo così in un deposito per vecchi.

Per ritornare alle cause di successione, le questioni di famiglia tra fratelli o tra aventi diritto scatenano guerre incredibili e generano odi inauditi. Nel migliore dei casi ci si augura la morte, nel peggiore la si provoca. Tutto per denaro.

Del resto basta assistere a una riunione condominiale per capire come siano tesi spesso i rapporti di vicinato, con i litigi sulle spese comuni e sulla loro suddivisione.

Ma allora, se siamo giunti a questo, non si può veramente concludere che il denaro è un mezzo, un simbolo che gioca nella vita un ruolo così importante da generare malessere e comportamenti che a tutti gli effetti sono malati e che dunque appartengono al dominio della psichiatria e mi coinvolgono?

A me pare proprio di sì e mi chiedo se non si debba istituire anche una psichiatria dell'economia o almeno della finanza, ma questo è un tema ancora troppo recente, perché la psichiatria si occupa dei singoli e non ancora delle malattie sociali e della follia collettiva.

Dopo questo labirintico zigzagare mi sono convinto di poter tentare una costruzione più sistematica del rapporto tra denaro e psichiatria.

E a questo punto seguirò un percorso ben ordinato.

Inizierò ricordando le cause delle malattie mentali, che dipendono sempre da fattori individuali (biologia ed esperienza vissuta) ma anche dall'ambiente in cui il singolo agisce, esprimendosi anche in modo patologico.

Questa affermazione ci allontana da Lombroso, che io non amo, e dal suo riduzionismo di tipo biologico che attribuisce alla testa ogni responsabilità della patologia e dei relativi comportamenti. Secondo lui un comportamento malato dipende dal fatto che da qualche parte il cervello si è rotto. E, se ancora non si conosce con certezza il punto in cui si trova il danno (anzi la degenerazione), in futuro sicuramente lo si troverà. Un esempio di fideismo scientifico.

Noi oggi sappiamo che è importante la biologia, ma lo sono al contempo anche le esperienze vissute da ciascun individuo, a partire dai traumi dell'infanzia, rimossi e sepolti nella memoria, nell'inconscio, diceva Freud, ma comunque attivi e capaci di condizionare il nostro agire.

E naturalmente lo stesso individuo si comporterebbe in maniera diversa in un ambiente diverso.

Non servono grandi dimostrazioni su questo punto, basta pensare al vicino di casa che sul lavoro è considerato una persona eccezionale, equilibrata e saggia; ma quando lo sentiamo al di là della parete, ci accorgiamo che sta spaccando tutto e manda la moglie e il figlio all'inferno riservando loro gironi indicibili, nemmeno presi in considerazione da Dante, che d'inferno se ne intendeva, avendolo visitato da vivo. Lo stesso uomo in due ambienti diversi diventa un altro, o tanti altri. Basta rileggere Pirandello, *Uno, nessuno e centomila*.

Pensiamo anche ai modi diversi in cui si trattano la moglie e l'amante. A quest'ultima almeno un brillantino, mentre la moglie deve aspettare a comprarsi la camicetta che le piace tanto, perché la recessione non lo permette.

Denaro e società

Il buono e il cattivo governo

Il termine società ha una tale estensione che finisce per non assumere mai un significato preciso e per questo viene facilmente strumentalizzato, soprattutto quando si esprime un giudizio che giunge ad asserzioni persino opposte, e magari semplicemente perché uno la definisce in una maniera e un altro in modo totalmente diverso. Del resto la società è un complesso di così tanti individui – in Italia sessanta milioni –, con regioni e luoghi geografici così diversi storicamente e per tipologia di comportamenti, che avere un riferimento stabile e univoco pare impossibile, una semplificazione tale da perdere ogni senso e utilità.

Anche i sociologi si sono moltiplicati, proprio perché hanno cercato di dedicarsi a un singolo aspetto della società, a uno dei tanti frammenti in cui può essere riportata, e non a caso sono in lotta tra loro: sociologi della famiglia, della politica, della cultura, dell'economia, e si potrebbe continuare, credo, almeno fino a una cinquantina di suddivisioni, per cui la società diventa un mondo a puzzle.

Noi non possiamo lasciare da parte questa dimensione, se non altro perché la società è un ambiente geografico e culturale, fatto di tradizioni e di princìpi che influenzano il comportamento modificandolo fino alla dimensione del patologico. Senza contare che la stessa società può entrare nella genesi della malattia del singolo, magari inventandola per proteggersi da soggetti che possono disturbare il potere. In questo caso li sottomette in quanto malati e per curarli li manda in manicomio o li tratta con modalità simili, anche dopo la chiusura di quella istituzione.

I dissidenti politici – i sovversivi – sono un esempio chiaro di questa condizione. Già nel nome sono dichiarati pericolosi, termine che ha caratterizzato la definizione di malattia mentale fino al 1980: si considerava malato di mente chiunque fosse «pericoloso per sé o per gli altri, e/o di pubblico scandalo».

Con i limiti insiti in questa cornice comune, noi utilizzeremo il termine società come ambiente geografico e relazionale, letto con il parametro del denaro.

Seguendo questo criterio esemplificativo, nella certezza che il comportamento risente della società in cui le persone si trovano a vivere, occorre segnalare che noi ci riferiremo alla società italiana, consapevoli che potremmo parlare persino di società mondiale o umana, in un senso più propriamente antropologico.

Non si può negare che esistono comportamenti dell'uomo presenti in ogni suddivisione sociale tanto da poter parlare di comportamenti dell'uomo *tout court*, come se fossero estranei al contesto. Un uomo guidato dagli istinti, o come si preferisce dire oggi dalle pulsioni; e allora è la biologia a dominare i tipi di società e dunque a ergersi sopra ogni possibile diversificazione. Un uomo presociale, nel senso che agisce sulla base della sopravvivenza e quindi della ricerca del cibo, della protezione di sé e del piccolo gruppo di cui è parte. Secondo gli antropologi esiste un momento di passaggio tra l'uomo pulsionale e quello sociale e ciò si colloca nella nascita della civiltà. E la civiltà nasce con il primo funerale, con il senso dato alla morte o meglio al morto.

È qui che si esce dall'empirismo istintuale e si comincia a elaborare un pensiero, una visione, a dare risposte a questioni che sono semplici e sempre le stesse: dove va a finire colui che era attivo e ci parlava e ora rimane immobile e muto?

Il comportamento legato all'ambiente ha due dimensioni: una geografica, indicata dal luogo, l'altra personale, riferita alle esperienze del singolo, e quindi a come ha vissuto il rapporto infantile e i legami interpersonali nel corso della vita fino a quel momento consumata. Insomma, c'è una storia delle società e una dei singoli.

La grande storia incide fortemente sulla vita di ciascun uomo. L'esempio più lampante deriva dai sistemi di governo.

Se domina il terrore, com'è tipico delle dittature e degli imperi (la storia è piena di esempi drammatici anche recenti), si vive ben diversamente rispetto alle società in cui si respira una maggiore libertà e si lascia spazio all'iniziativa personale. Questo non accade quando tutto è controllato, persino il pensiero e quei comportamenti che nel liberalismo vengono considerati invece privati e dunque fuori dall'ambito di interesse di uno Stato.

Sono due sistemi opposti che agiscono sul comportamento. Basta considerare come cambia il sentimento della paura, un meccanismo che serve a controllare l'azione arrivando a immobilizzarla. C'è la paura di uscire dalle regole e quindi di essere puniti, nei regimi autoritari anche con la pena di morte.

Una società senza divieti tende a eliminare la paura. Ognuno fa ciò che gli pare più utile o gratificante, e dunque l'insieme si presenta molto meno uniforme. Questo solo guardando alla paura indotta dal potere. Ma si può prendere in considerazione anche il controllo sul piacere, che può proibire l'omosessualità, così che uno deve negare questo suo speciale bisogno relazionale e sognare di essere eterosessuale per non subire una pena. Ricordo molte cartelle del manicomio con la diagnosi di omosessuale oppure di comportamento immorale (pazzia morale).

Si può arrivare a controllare persino il linguaggio. In molti Stati ancora oggi non si può nominare il nome di Dio per bestemmiarlo, è un reato civile prima che un peccato religioso. Ci sono state epoche in cui il bestemmiatore veniva esposto alla gogna e in alcuni casi era immerso in una vasca di acqua fredda. La punizione corporale avveniva sempre *coram populo*, così che servisse anche a spaventare e a dissuadere gli altri dall'uso delle bestemmie.

In senso più generale, ci sono parole che in un certo periodo scompaiono dall'uso comune, attraverso molte tecniche, come la sostituzione con un altro termine della stessa lingua, oppure l'accettazione di una parola straniera, inglese *in primis*. Si toglie così pregnanza all'espressione, si maschera la sua accezione negativa (anche se magari il significato spregiativo è ugualmente presente nell'etimologia del nuovo termine).

La parola prostituta, fortemente negativa, è stata sostituita da escort, molto più dolce. La parola ladro, che era fortemente infamante, è stata sostituita da nuove espressioni che richiamano il comportamento flessibile e l'arte di arrangiarsi.

Anche i termini matto o folle hanno cambiato di senso. Un tempo erano sinonimi di perversione e si contrapponevano alle parole normale o sano di mente. Ma oggi normale richiama il monotono, il privo di fantasia, e domina la tendenza ad ammettere che si fanno cose strane e da matto.

Un altro termine che ha mutato di significato è vergine: in passato affermare e dimostrare la verginità di una giovane o di una sposa all'atto del vincolo matrimoniale era un'attestazione di valore e di grande onestà, e le madri un tempo insegnavano come mantenerla, sia pure concedendo ciò che non entrava in questo ambito. Si parlava di *demivierge* per indicare quelle ragazze che non rinunciavano alla verginità, ma erano disposte a concedersi in altri modi che, nella valutazione del tempo, rasentavano la perversione ma salvavano la virtù. Oggi si conoscono storie di ragazze che si danno alla prima occasione, proprio per perdere questa dotazione naturale vista con vergogna: indica che la ragazza è poco corteggiata e quindi di scarso valore e di nessuna attrazione.

Per entrare nel campo del denaro, due parole che hanno modificato il loro significato un tempo fortemente negativo sono debito o debitore, includendo chi non è solvibile nei confronti di un credito consapevolmente assunto.

Mi torna alla mente la pittima, una figura che era caratteristica della cultura veneziana ai tempi della Serenissima. Si trattava di un personaggio che era pagato per seguire costantemente un debitore che non aveva onorato i suoi impegni. La pittima lo seguiva da mane a sera, additandolo e indicandolo alla gente con nome e cognome. Se il debitore entrava in un negozio, la pittima stava fuori ad aspettarlo e richiamava l'attenzione dei passanti gridando che nel negozio era entrato il tal dei tali che doveva soldi a un signore ma si dava alla bella vita, facendo finta di essersene scordato. Una tecnica per provocare vergogna, con un effetto straordinario, anche dopo l'invenzione di altri sistemi di recupero crediti.

Oggi se si chiama al telefono un debitore per ricordargli un impegno di cui sono scaduti i termini, si rischia di disturbarlo se non di venir denunciati per molestie, per persecuzione telefonica.

E so di avvocati illustri che, di fronte a una richiesta di pagamento rivolta a loro clienti sulla base di contratti o di accordi verbali precisi, consigliano di ricorrere contro la richiesta, contestandola non importa per quale motivo: un modo qualsiasi per provocare una diatriba legale che resterà in tribunale per anni.

Viviamo in un'economia che considera il debito una situazione perfettamente normale.

Mi viene in mente mio padre che temeva i debiti e alla fine dell'anno passava in rassegna ogni conto per non farsi sfuggire qualche dimenticanza, e mi insegnava a non iniziare mai un nuovo anno con qualche creditore alle calcagna. Un insegnamento che ancora mi guida perché sono terrorizzato da ciò che devo dare e ormai invece del tutto disinteressato a ciò che devo ricevere.

Insomma, non c'è dubbio che lo stile di governo, che è una delle caratteristiche di una società, influenza l'agire dei singoli.

Tra questi comportamenti si inserisce la corruzione, mossa dalla possibilità di avere denaro senza fatica, semplicemente favorendo qualche persona. Per farlo non servono certo gesti criminali eclatanti. Talvolta basta un burocrate di livello che non manda avanti una pratica. Altre volte si può paventare un esito sfavorevole per una domanda, e poi ricevere denaro per concludere la pratica come desidera chi ne ha fatto richiesta.

In qualche caso l'atto può semplicemente essere dovuto, ma viene complicato proprio per farlo apparire a rischio di giudizio negativo.

Si è premiati con una bustarella per aver fatto ciò che una valutazione corretta avrebbe comunque concesso.

Ovviamente in molti casi avviene il contrario, si trasforma in positiva una conclusione che non potrebbe che essere negativa, e allora si opera per modificare le carte in modo che il sì che ne è uscito, promosso dalla corruzione, possa rientrare nei limiti formali della legge. La burocrazia è una riserva infinita di possibilità di piccola e media corruzione.

Nel nostro paese il sistema di corruzione è generale. Si è anzi passati dalla corruzione ad alto livello, tipica del fenomeno di Tangentopoli degli anni Novanta, a una corruzione di media e bassa entità, senza naturalmente impedire quella di dimensioni straordinarie. Un comportamento talmente diffuso da apparire ordinario, libero non solo dai sensi di colpa ma persino dalla paura di una condanna.

Non è richiesto nemmeno coraggio poiché la corruzione trova un avallo silenzioso e talora addirittura esplicito nel governo in cui ci sono alcuni corrotti che, pur essendo scoperti, non perdono la loro posizione di potere e non vengono puniti in alcun modo.

Nel nostro paese, anzi, la classe politica corrotta ha trovato sostegno dai cittadini, semplicemente perché un'enorme percentuale di elettori è corrotta o ha compiuto atti di corruzione. Votando il grande corruttore, questi individui non fanno altro che difendere se stessi e rendere un comportamento, pochi anni prima ritenuto immorale, del tutto compatibile e banale. Si è giunti a fatti sconvolgenti come la nomina di un ministro per impedire che potesse essere giudicato la settimana seguente grazie a un'impunità che una legge aveva garantito ai corrotti con alte cariche di governo, ministri inclusi.

Questo clima è stato rafforzato dall'accusa continua rivolta a quei magistrati che tentavano inutilmente di perseguire i comportamenti fuori legge di un capo di governo che esibiva ad arte la sua crescente ricchezza, letta sempre come un invito a seguire il suo esempio senza timori. E per alcuni «affari» si sono persino ipotizzati accordi tra governo e organizzazioni criminali, e si è arrivati a pensare di trarre vantaggio dal dramma di un terremoto.

Abbiamo raccontato in sintesi un percorso che mostra in maniera concreta come uno stile di governo incida sui comportamenti individuali. E come la corruzione riguardi persino le persone che sono state il serbatoio della sinistra, che invocava giustizia sociale e combatteva la discriminazione verso le classi sociali più deboli. È raro trovare un artigiano che non lavori in nero e quindi che non evada le tasse; è difficile trovare un falegname che rispetti le regole; e se un committente richiede che vengano applicate, alla prossima chiamata si sente dire dal fornitore che è occupato e non può fare nulla per lui.

Chi persiste a seguire le regole che nessun altro considera rimane isolato e deve imparare ad aggiustarsi da sé una porta rotta e un lavandino ingorgato o uno sciacquone che non gli permette più di usare il bagno.

Sono morti i princìpi etici e dunque è stata ammazzata quella morale che si pensava fosse stampata nei suoi fondamenti dentro ciascuno di noi, fino a parlare di morale naturale.

Ed eccoci giunti a un'altra parola ormai desueta e cancellata dal vocabolario sociale, e quindi dal linguaggio parlato, non quello composto dall'Accademia della Crusca: la menzogna.

Si assiste a una continua tendenza a dire ciò che non è vero o a correggere ciò che si è detto ritenendo di essere stati fraintesi, e quindi presentandosi come vittime di attribuzioni improprie. Così la verità non esiste più, e non mi riferisco a quella che si lega alle grandi questioni, ma alla verità di aver incontrato un personaggio in una data precisa a un'ora precisa. Si nega tutto, affermando che si è trattata di una macchinazione che sarà denunciata alla magistratura, che in questo caso diventa utile.

Il caso più emblematico, che entrerà in tutti i manuali di sociologia della bugia, riguarda un ministro della Repubblica (non so se si possa usare ancora questa nobile definizione di sistema) proprietario di una magnifica casa con vista sul Colosseo, che ha ottenuto a seguito di un atto di corruzione pagato con una bustarella da 900.000 euro, data non al ministro ma al venditore dell'appartamento. Il ministro si è detto meravigliato perché il pagamento, dimostrato in maniera inoppugnabile, sarebbe avvenuto senza che lui ne sapesse niente. Si è persino riservato di chiedere la condanna di chi aveva versato quella somma.

Speriamo che finisca la corruzione, ma non saprei immaginare come, e speriamo che se ne possa parlare da storici invece che viverla facendo parte di un mondo vergognoso, dove non si ammette che possa esistere qualcuno che si indigna per la corruzione in sé ovunque si radichi. Certo, le opposizioni non ne sono immuni e anche in questo caso i corrotti dovrebbero vergognarsi e dimettersi. Non si ammette che esistano persone stupite per azioni ignobili, non fosse altro perché si occupano di comportamento come nel mio caso.

Il popolo era una volta la coscienza, e speravo che in democrazia avrebbe finalmente potuto esprimere una scelta fortemente etica, giusta, perché dovrebbe essere il più desideroso di giustizia e di uguaglianza, ma anche questa illusione è finita, anche le illusioni si possono corrompere e sempre a causa del denaro.

È veramente finito il tempo della *vox populi, vox Dei* ed è triste sapere che anche i poveri sono corrotti. È questo il grande obiettivo raggiunto da quei potenti che si sono garantiti il sostegno di coloro che poi continuano a sfruttare, perché si disinteressano completamente dei loro bisogni veri e lavorano solo sui sogni, più facili da soddisfare.

Bastano un canale televisivo e pochi denari, che si cercheranno di aumentare favorendo la piccola corruzione. Gli spettatori non si staccheranno mai dal televisore, oggi sempre più ricco di canali.

Si tratta solo di guidarli tutti affermando che sono liberi. Quando uno è corrotto perché dovrebbe preoccuparsi della falsità, se per vivere deve sempre mentire a tutti, persino a se stesso?

La donna

Ogni qualvolta devo affrontare il tema della donna avverto un senso d'incertezza, quasi di malessere, perché ci sono pregiudizi, anche di tipo scientifico, su cui si sostengono differenze e disparità con l'uomo, che non sono mai state veramente dimostrate in maniera conclusiva. D'altra parte è indubbio che la posizione della donna nella società è fortemente distinta da quella dell'uomo, del maschio, tanto che non si riesce più a descrivere la società astraendo da questa diversità.

Una distinzione biologica è certamente legata alla procreazione, al ruolo della donna nella continuazione della specie: può portare in grembo una nuova vita, può diventare madre. In questa funzione, che è parte dei bisogni primari della specie, ha dunque un ruolo essenziale alla sopravvivenza intesa in senso darwiniano. In quanto madre è la vera attrice dell'evoluzione.

La donna certamente ha un compito importante, anche per gli altri due bisogni primari, quello dell'alimentazione e della difesa, personale e del gruppo familiare. Basterebbe considerare che l'uomo nella storia dell'umanità, dedicandosi alle guerre, di difesa o di conquista, è sovente mancato e la donna ha garantito la crescita dei figli in una condizione di relativa continuità e sicurezza.

Pur avendo un ruolo nel processo riproduttivo, l'uomo non è certo capace di generare, di farsi madre. E questa è la vera distinzione che si è imposta condizionando lo sviluppo della società, con funzioni che nella storia sono diventate tipicamente maschili o femminili. Senza dubbio le caratteristiche biologiche, la carne, hanno inciso sui ruoli sociali.

Il problema tuttavia si è fortemente complicato, e ogni distinzione si è fatta più debole, da quando la funzione riproduttiva ha perso di valore ed è in atto un controllo delle nascite socialmente accettato. Messa in disparte questa funzione, entrano in crisi le distinzioni tradizionali tra uomo e donna, ed è sempre più difficile giustificare delle differenze tra i generi.

Dunque, la questione che la nostra società deve affrontare è se la funzione riproduttiva sia così condizionante da richiedere conseguemente trattamenti diversi per la donna e per l'uomo.

Se invece questa funzione perde di peso, allora non è possibile sostenere delle differenze, se non a costo di iniquità sociali. Mi pare un'ingiustizia fare distinzioni tra le carriere imprenditoriali o artistiche dell'uomo e della donna, che ha mostrato di possedere tutte le capacità per competere con i colleghi che lavorano nello stesso ambito. Le differenze tra genere maschile e femminile sono minori di quelle che esistono nello svolgimento degli stessi compiti all'interno della popolazione maschile.

Mi pare che la differenza divenga sostanziale solo nel caso in cui la donna voglia essere madre, dal momento che la maternità è un evento che coinvolge non solo il corpo, ma anche la personalità e la mente.

È straordinario, per fare solo un esempio, vedere come cambia il carattere di una donna quando è incinta e notare, nei primi mesi della maternità, come muta di atteggiamento, si fa più quieta, più paziente, come sa sopportare il dolore in maniera incredibilmente maggiore.

Spesso grazie alla maternità cambia il corso di una malattia mentale, tanto che in passato si finiva per consigliare in alcuni casi la gravidanza come terapia. Ed è ancora più straordinario osservare la pazienza della madre con il bambino, la sua protettività, persino la disponibilità nel dare la propria vita per il figlio, capovolgendo uno degli imperativi della sopravvivenza, l'istinto all'autoconservazione (anche se i sociobiologi ritengono che un simile comportamento della madre rappresenti una modalità difensiva della specie).

Queste caratteristiche persistono anche nel seguito della relazione e indubbiamente incidono sui ruoli sociali attribuiti alla donna.

Nel caso di una donna che invece decidesse di non diventare madre, il suo ruolo e la sua dimensione sociale non risentirebbero delle differenze che abbiamo associate a questa funzione biologica.

Forse in futuro questa situazione cambierà, in un modo simile a quello descritto da Aldous Huxley nel romanzo *Il mondo nuovo*. Magari alla fecondazione in provetta si aggiungerà una gestazione extracorporea, oppure si negherà la relazione madre-figlio, riunendo i nati da educare in una sorta di famiglia globale.

Già oggi, dopo la nascita dei figli, i padri sono in grado di sostituire la donna, e ci sono validi esempi di uomini che svolgono al meglio questa funzione, sia nell'accudire alle esigenze pratiche sia nel mostrare doti comportamentali finora chiamate materne.

Abbiamo detto che la funzione di difesa è stata storicamente riservata al maschio, ritenendo che avesse un corpo più adatto: forza muscolare, coraggio, un'aggressività specifica. Alcuni esempi dimostrano che questo presupposto non è vero, almeno quando cambia l'organizzazione sociale. L'ingresso delle donne nelle forze dell'ordine, nella Polizia di Stato oppure nell'Esercito è un ottimo esempio. Mostra come la donna sia in grado di svolgere gli stessi compiti del collega maschio.

In un primo tempo si pensava a mansioni limitate per le donne nell'Esercito. Per esempio, nel migliore dei casi, si ipotizzava che la conduzione di un carro armato dovesse essere affidata a uomini e donne insieme: i maschi per la meccanica, per cambiare un cingolo, per manovrare il mezzo in un'operazione di attacco, mentre alle donne potevano benissimo essere riservate le comunicazioni. Ebbene le donne hanno richiesto che fossero formate anche squadre solo femminili, mostrando poi la stessa abilità ed efficienza dei colleghi.

Analogamente, si pensava che l'artiglieria terrestre dovesse rimanere un reparto maschile, ma le soldatesse si sono opposte e non hanno sollevato alcuna obiezione di fronte alla prospettiva di caricare obici da centinaia di chili. Lo sanno fare benissimo e vediamo corpi femminili che non hanno nulla da invidiare in quanto ad abilità fisiche e muscolari, un tempo ritenute solo maschili.

Non corrisponde a verità nemmeno la convinzione, a lungo dominante, secondo cui la donna avrebbe una mente diversa, e dunque razionalità e intelligenza differenti dall'uomo (concetti di non semplice definizione e quindi facilmente strumentalizzabili). Si possono riconoscere differenze, anche notevoli, durante la maternità, ma questo non autorizza nessuna gerarchia. Basta semplicemente notare le diversità come adeguamenti a funzioni specifiche.

In una società in cui la maternità è sempre meno incoraggiata, la separazione tra i due generi diventa capziosa: la donna è in tutto uguale all'uomo o, potremmo dire per essere simmetrici, l'uomo è in tutto uguale alla donna.

Questa affermazione non ha nulla di strano e di paradossale perché già oggi parliamo con tantissima spontaneità di quanto di femminile ci sia nell'essere uomo e di quanto di mascolino si trovi nella donna. Si va verso il sogno del *fifty-fifty*, che nel mondo dell'adolescenza è rappresentato dall'efebo. Ed è sorprendente osservare come sono mutati i costumi sessuali, come l'amore è sempre più un gioco di corpi, possibile tra sessi differenti o tra persone dello stesso genere. Del resto l'omosessualità, il lesbismo, ma soprattutto la bisessualità sono sempre più diffusi, e colui che insiste nel legare la sessualità esclusivamente a un organo, certamente diverso da uomo a donna, appare un orango e un australopiteco.

Allora di quale donna parliamo? La risposta semplice e imbarazzante, a cui si lega il mio malessere, è che esistono tante donne quante sono le società e altrettante quanti sono i ruoli che esse svolgono. Ci sono donne differenti che vogliono diventare madri, *more solito*, oppure che non ci pensano affatto.

Prima dell'ultima guerra l'attività sessuale risultava legata alla funzione fertile della donna e dunque andava dalla pubertà (abitualmente 13-14 anni) fino alla menopausa (42-45); ora il piacere sessuale rimane molto più a lungo, fino a 85 anni, in alcuni casi. Ciò è dovuto sia alle nuove condizioni di vita, con persone belle e sane anche in età avanzata, sia a un modo diverso di vivere la sessualità, con tutto il corpo e non solo con i genitali: un tranello per la moltiplicazione della specie.

È noto che quando nell'atto sessuale si giunge alla penetrazione, l'eiaculazione è enormemente favorita, anche se non si prova piacere: un trabocchetto per facilitare la procreazione. Ora, però, in alcune aree geografiche, riprodursi è considerato una vera calamità, data la sproporzione tra popolazione e risorse alimentari e sanitarie disponibili.

Forse ci stiamo allontanando dal percorso principale, ma questa è l'occasione per ricordare che la capacità di produrre risorse alimentari non è l'unica condizione per l'aumento della popolazione sulla Terra. Dobbiamo considerare anche i limiti del sistema sanitario. Se le derrate alimentari sono la certezza per sopravvivere, la sanità è la garanzia per non morire di una delle tante malattie che esistono, e dunque è indispensabile. È inutile lavorare per incrementare la disponibilità di cibo, e quindi le possibilità di sopravvivenza, e poi non riuscire a curare patologie che possono essere risolte, anche facilmente. Se si considera che persino in paesi sviluppati come il nostro ci sono liste d'attesa anche di un anno per l'accertamento di un tumore, si capisce come il fattore sanitario sia limitante e abbia la stessa importanza di quello alimentare.

Non so se sarà possibile risolvere il problema della fame nel mondo, magari grazie a cereali o altri alimenti geneticamente modificati. Mi interessa di più applicare tutte le conoscenze che già possediamo per combattere le malattie e la morte.

La medicina si occupa del resto sempre più spesso della nascita e non solo della morte. Un'ipotetica società senza rapporti sessuali tra donne e uomini non sarebbe condannata all'estinzione nel giro di qualche decennio, perché grazie alla ricerca scientifica è possibile mantenere ovuli e spermatozoi pressoché all'infinito e ottenerli da cellule staminali senza grande difficoltà. Già ci si è riusciti con gli spermatozoi.

Questo preambolo sulle differenze di genere nella società mi provoca timore e malessere, già prima di presentare il rapporto della donna con il denaro, delineandone le differenze rispetto all'uomo.

Potrei concludere la premessa dicendo che si può parlare di donne, solo al plurale: sono diverse da una cultura all'altra, e anche all'interno della stessa società ci sono gruppi e singole donne che si differenziano enormemente. Questo già rende la trattazione difficile. Sarebbe necessario un numero tale di distinguo, che viene voglia di raccontare storie di singole donne, invece che cercare di costruire una categoria o soltanto un gruppo da contrapporre all'uomo.

All'interno della nostra società già la geografia imporrebbe distinzioni di grande spessore, perché non vi è dubbio che c'è differenza tra il Sud del paese e il Nord, e nel Sud tra zone costiere e zone interne. Penso alla Sardegna e alla

Sicilia, ma anche alle città e alle comunità montane del Friuli o del Veneto, dove si trovano luoghi che sembrano protetti dalle innovazioni.

Parlare dunque del denaro e della donna significa accettare un grande relativismo, che tuttavia non nega la cornice principale con la sua netta distinzione: da una parte la donna-madre, dall'altra la donna-sterile (non biologicamente ma anche solo socialmente). Uno schema che potrebbe essere applicato anche al maschio, a seconda che divenga o meno padre, ma è indubbio che il senso della paternità e della maternità quando si attuano, almeno entro i limiti dell'imperativo biologico, sono molto diversi.

Noi abbiamo imboccato un sentiero tortuoso che va ben oltre il tema del denaro. C'è in ballo lo stesso procedere della scienza, sempre alla ricerca di risultati generali, di leggi che dovrebbero valere per tutti, sia pure tra eccezioni e deviazioni.

Nella saggistica si deve parlare dei tipi, dei generi, degli insiemi, e dunque si tende a omogeneizzare, oppure a dedicarsi a un elemento che diventa la variabile studiata indipendentemente da tutto il resto.

Anche questa, però, è una finzione o un'approssimazione, perché in un insieme il componente trattato non è autonomo, ma risente degli altri elementi, che non vengono studiati.

La scienza del resto è stata anche definita una finzione razionalizzata, fino a non poterla separare nettamente dai fideismi: in questi si dà per certa, in partenza, una verità finale; nella scienza invece si ha fede nel metodo e si ritiene, poi, il risultato provato e dunque valido per tutti. Una sorta di piccola verità raggiunta dimenticandosi della fede da cui si è partiti, insita e indimostrata dentro il procedere scientifico.

Per molti secoli si è detto giustamente che lo studio della vita, la biologia, ha sempre lavorato su materiale morto e quindi sarebbe meglio chiamarla «biofobia».

Questo gioco di parole non deve, però, farci dimenticare che la biologia, e una disciplina affine come la medicina, hanno dato un enorme contributo alla qualità e alla durata della vita: questo attribuisce credibilità alla scienza, nonostante i limiti teorici che vi si possono rilevare. E si potrebbe concludere che la scienza serve anche se non ha nulla a che fare con la Verità, ma è semplicemente capace di correggere errori, e per questo non richiede di essere perfetta né nelle premesse né nelle procedure.

Tirando un lungo sospiro, nato dalla percezione di aver messo le basi per non essere male interpretato, credo di poter dire che il rapporto con il denaro è sostanzialmente diverso se lo si analizza nel gruppo delle donne-madri o delle donne-sterili (e ogni gruppo contiene variazioni). *Sub specie pecuniae* quest'ultima categoria non si discosta molto dal comportamento maschile. Persistono invece diversità più profonde tra l'uomo e la donna-madre.

Rispetto all'uomo, la donna-madre ha un ruolo diverso nella famiglia e nell'educazione dei figli, diversa è la sua funzione sociale: come potrebbe tutto ciò non essere rilevante per l'uso, il consumo e persino la percezione del denaro?

Per questo tipo di donna il denaro serve innanzitutto a vivere, e la vita da una madre è percepita sempre in relazione ai figli, anzi per loro prima che per sé. Il concetto di vita nelle madri non è filosofico, teorico in qualche modo, ma è molto pratico e si lega alle azioni quotidiane e ai bisogni di giornata.

Al contrario nell'uomo il denaro è sempre, o prevalentemente, «per me» e non riguarda il quotidiano, ma situazioni eccezionali.

È come se la vita per una madre fosse il prossimo istante e per gli uomini, anche per i padri, risultasse invece il prossimo gesto eroico.

Naturalmente questa espressione non si riferisce all'eroe antico: a Ettore, ad Achille o all'Ulisse del «fatti non foste a viver come bruti». I gesti di cui parliamo sono legati al bisogno di distinguersi da tutti gli altri, con qualche azione veramente originale che metta in evidenza chi la compie.

Questo bisogno può essere espresso sulla scena nazionale, più spesso in ambiti più circoscritti che diventano il mondo fondamentale dell'uomo: l'ambiente del lavoro, degli amici e certo anche della famiglia.

Ritorna in schema almeno l'ombra dell'uomo-cacciatore e della donna che invece si occupa del quotidiano.

La donna tende a spendere per dare le migliori risposte possibili al minuto che passa e dunque al bilancio giornaliero, l'uomo invece cerca di accumulare il denaro per compiere un'azione significativa che potrà cambiare la vita intesa, però, come composizione generale, come livello di benessere. Ha quindi significati diversi anche il risparmio: a lui serve per acquistare un oggetto particolare, a lei per comprare i calzini che il figlio ha bucato. Lei usa il denaro a scopi pratici, lui si basa su bisogni interiori, che sovente sono lo specchio della società e di modelli imposti. L'uomo deve guidare un'auto che gli serva per viaggiare, ma che al contempo sia anche simbolo di posizione sociale e di successo. E dopo l'auto magari vuole anche la villa, dove invitare gli amici. Lei invece consuma il denaro in mille spese, per molti bisogni piccoli ma attuali. Lei conosce i mercati e i mercatini, lui le migliori agenzie con proposte di valore e prestigio.

È certo che le spese dipendono dalla disponibilità, e solo dopo aver risolto i bisogni quotidiani la donna pensa a qualcosa per sé, e generalmente alla bellezza del proprio corpo, sia nudo sia vestito. Ecco l'estetica del corpo e dell'abbigliamento, della moda. Anche lui ha queste necessità, ma preferisce spendere per il viaggio esclusivo o la proprietà d'eccezione.

Lui risparmia tendendo ad accumuli di rilievo, necessari per i grandi acquisti, lei invece mette da parte solo quello che le serve per le necessità concrete e spende ciò che eventualmente rimane.

Se si considera la donna-sterile, invece, dal confronto con il comportamento maschile nei riguardi del denaro non emergono particolari differenze.

Avendo conosciuto molti manager, che nel recente passato sono stati il simbolo di una società produttiva e creativa, mi sono divertito a confrontare figure femminili e maschili di identica importanza, alla ricerca di distinzioni significative. Devo ammettere che non c'era differenza alcuna, solo un'omologazione al modello del manager classico, per tradizione maschilista. Era strabiliante registrare lo stesso uso del linguaggio, pieno di espressioni tipicamente virili: anche le donne si rompevano i c... o ne avevano le balle piene. E poi non tolleravano di essere trattate con grazia: erano severe e direttive.

Un particolare che mi ha sempre incuriosito, già tra i manager uomini, è il ruolo del budget. È risaputo che la forza e la dimensione di un'azienda vengono espresse dal suo giro annuale d'affari: quantità di denaro che ovviamente andrebbero lette con attenzione e con tanti distinguo, perché il giro d'affari non è sempre proporzionato all'utile aziendale, in quanto si devono detrarre le spese operative, gli interessi per l'indebitamento, le imposte e tante altre variabili. Ciononostante il manager mostra a tutti il suo budget, e certo fa differenza sentire di uno che ha 20 milioni a disposizione, rispetto a un altro che ne ha soltanto due. Si immaginano due stature diverse, anche fisicamente: il secondo sembra un nano, uno gnomo nei confronti del primo.

Uno psichiatra non ha difficoltà a considerare il budget come un simbolo del potere maschile, concetto che fin dal tempo di Freud è stato associato alle dimensioni del pene. Dunque sentendo parlare di budget, io mi immagino subito il pene di quel manager.

Ed è chiaro che un uomo che ha 20 milioni a disposizione mi fa pensare a un organo da orango o da cavallo maremmano, mentre l'altro lo vedo quasi come un castrato o uno di quei casi di sindrome di Klinefelter per cui uomini di corporatura anche imponente hanno il pistolino di forma infantile. Ogni manager sogna di averlo sempre più lungo e che almeno cresca ogni anno.

Ebbene, guidato da questo riduzionismo erotico della managerialità, ero veramente curioso di vedere come usavano il budget le donne. Magari, pensavo, non ne avrebbero parlato troppo per non sembrare un poco perverse, sempre per via della mia associazione simbolica.

E invece parlano anch'esse di budget, lo tirano fuori a ogni piè sospinto, dimenticando che biologicamente possono contare al massimo su una sorta di pene clitorideo, roba da invidia del pene delle dottrine freudiane. Lo mostrano che è un piacere, fino all'oscenità: dunque nessuna differenza, e il budget delle donne manager è ormai un organo mostruoso da non permettere nessuna avance per non rischiare di venire sodomizzati e distrutti per sempre da una donna-uomo.

In aggiunta al budget la donna possiede ovviamente anche le qualità femminili, e incarna così il vero transessuale.

Insomma, non c'è più nulla che aiuta a difendere i generi, nemmeno l'abbigliamento: perché i pantaloni e la giacca, anche se modellati con stili leggermente diversi, ormai sono molto simili.

Per la manager (che, però, preferisce il maschile, *il* manager) anche il modo di usare il denaro è lo stesso. Con queste donne non sono mai riuscito a pagare il conto del ristorante, anche se per abitudine e per età – e dunque per appartenenza a una società forse ormai scomparsa nei sotterranei dell'archeologia umana – tendo sempre a essere il cavaliere, magari servente.

La manager mi giustiziava con una semplice osservazione: io non avevo neppure il budget, mentre lei al mio confronto ne aveva uno portentoso. Appartenevo quindi alla categoria dei gigolò o degli *chansonniers des femmes*, i cicisbei al servizio delle donne. Mi vergognavo, mi sentivo imbarazzato e avrei preferito trovarmi almeno in bagno mentre lei tirava fuori il portafoglio. Una simile decisione sembrava rinfacciarmi la mancanza di un organo a cui in fondo tenevo, anche se ormai alla mia età mi ha lasciato un'operatività ordinaria, che non è minimamente proponibile a una manager di quella stazza.

Un uso identico del denaro tra maschi e femmine si evidenzia anche negli adolescenti, potremmo dire nelle nuove generazioni. In una coppia ciascuno paga il proprio caffè o la propria cena, benché consumata insieme, e magari a lume di candela se il ristorante cerca di ricreare atmosfere ormai *dépassées*. Se quei due ragazzi fanno un viaggio la divisione delle spese è perfetta al centesimo. Conosco giovani che si sono messi insieme, e dunque vivono in uno stesso appartamento, e che dividono esattamente le spese di gestione, dall'affitto al necessario per l'alimentazione, incluso il pagamento di qualche multa per divieto di transito o sosta vietata.

Quand'ero adolescente io, non invitavo a cena una ragazza se non mi bastavano i soldi per offrirle una pizza, nemmeno rinunciando alla Coca-Cola o alla birra. Piuttosto preferivo non uscire. Rispetto a quei tempi, però, il cambiamento ha dimensioni ben più estese e profonde.

Il rapporto tra i corpi è generalmente lei a deciderlo, è lei a segnalare il proprio desiderio, esattamente come fa lui in altre circostanze. A volte è lei a prendere l'iniziativa, in maniera assolutamente chiara e inequivocabile, senza curarsi della presenza di altri amici o del luogo pubblico in cui si trovano.

Questo è sconvolgente non tanto in sé o razionalmente, ma per il cambiamento sostanziale che si è operato in un paio di generazioni dentro la stessa società. Persino una brava ragazza, non certo una prostitutella, ti può slacciare la cintura e aprire la patta dei calzoni, e allora è difficile sostenere analogie con l'amore cortese oppure citare gli eroi della Tavola rotonda e la storia straziante di Orlando innamorato che cerca Angelica nella foresta. Qui un Orlando, o lo stesso Orlando, dovrebbe scappare perché Angelica lo inseguirebbe desiderosa di possederlo e, trovatolo, lo denuderebbe e lo sbatterebbe come uno straccio per poi abbandonarlo nella foresta, preda di qualche avvoltoio.

Per l'educazione di oggi, ormai, la differenza di genere non è più rilevante, nemmeno negli adolescenti: i modelli sono gli stessi. Addirittura ci sono casi di ragazzi violentati da donne, con protesi che sostituiscono l'organo maschile.

La distinzione di genere è parte di una società che ancora esiste ma che pare vecchia rispetto a quella che la sta sostituendo, pronta a eliminare qualsiasi differenza e persino la percezione di questo tema e di questo problema.

Il nostro è certamente un periodo di passaggio, ed è in questa luce che tendo a valutare comportamenti diventati sempre più frequenti. Mi riferisco a fenomeni concreti come la sindrome dei 35 anni, così chiamata perché colpisce donne in carriera che, raggiunta questa età o trovandosi nei suoi dintorni, cominciano ad avvertire il richiamo della maternità e dunque sognano di diventare madri. Sono gli ultimi anni in cui secondo la medicina una donna può partorire senza troppi rischi, più tardi aumenta la probabilità di mettere al mondo un bambino con deficit e limiti, quelli che un tempo si chiamavano handicap. Dunque o si diventa madri a breve, oppure sarà impossibile, in futuro e per sempre.

Si percepisce che è giunta una fase dell'esistenza in cui la libertà di scelta sta diventando obbligo, perché per condizione fisiologica non sarà più possibile avere figli, e quindi negarli non sarà un'opzione ma un destino, per usare un'espressione non più amata.

Allora una donna si riempie la testa di bambini, del desiderio di un bambino, e sovente scopre che la carriera realizzata non ha generato una condizione di benessere, anche se sul piano professionale porta con sé un budget di tutto rilievo. E questa percezione si forma anche se la donna non ha una relazione stabile e non prevede di dividere la sua esistenza con qualcuno, così da difendere la propria libertà da qualsiasi condizionamento.

Si prova il desiderio di maternità, ma non si avverte il bisogno di un marito o di un uomo. A volte quindi si finisce per cercare un semplice fattore (termine da intendersi come maschile di fattrice, più comune): qualcuno che si limiti a mettere incinta la donna, ma non svolga il ruolo di genitore. Il padre può essere uno sconosciuto oppure un conoscente, tenuto, però, all'oscuro della sua paternità.

La sindrome non comporta infatti il desiderio di un compagno per la vita, bensì di un figlio: serve soltanto un partner attivo per qualche secondo (un coito mediamente dura tre minuti), o meglio un organo riproduttivo che faccia partire un processo di nove mesi. E anche sulla base di questa tempistica è chiaro che il contributo di un uomo alla maternità è del tutto insignificante.

La sindrome dei 35 anni ha creato molte madri single e visto nascere molti figli che non hanno un padre e quindi portano il nome della madre. Per lei la maternità è una sorta di *affaire singulière*, senza le complicazioni legate alla presenza di un uomo che può avere delle richieste folli, in una relazione destinata comunque a durare poco tempo. Del resto, le nuove coppie sono solo, e sempre, a tempo; dunque hanno un inizio, una celebrazione e poi una separazione ed è possibile prevedere statisticamente la durata dell'unione. Aumentano i bambini nati fuori da tutti gli schemi della psicologia di coppia, senza che la paternità e la maternità siano condivise, senza che i compiti dei genitori siano integrati. Seguendo attentamente qualche caso, si comincia a dubitare che la coppia sia l'unica modalità per far crescere bene e autonomamente un bambino.

È certo presto per affrontare questa tematica, molto delicata indubbiamente, ma non è tardi per descrivere la sindrome dei 35 anni, che ha invece un'ampia diffusione.

È evidente che diventando madre la donna cambia, subisce la metamorfosi predisposta dalla natura, dalla sua biologia. Non parliamo di un principio astratto e discutibile, ma di un cambiamento che addirittura comporta variazioni nell'attività delle aree cerebrali maggiormente influenzate dai neuromediatori, che già esistono nel cervello ma aumentano d'importanza durante la gestazione.

La formazione del feto, quindi, riguarda non solo l'utero, ma anche la mente della madre. Cambiano persino i parametri del soma.

A questo punto la carriera da donna-sterile di solito s'interrompe o perlomeno fa molta fatica a proseguire. Preso l'ultimo treno per diventare madri, le donne spesso cambiano comportamento e stile di vita.

Viene da chiedersi se dipenda da una crisi culturale, da un ripensamento del ruolo della donna nella società, o non sia un richiamo della biologia, una sorta di grido disperato degli imperativi descritti da Darwin. È l'espressione antica della biologia che ha assoggettato la donna all'uomo stabilendo certi ruoli e negandone altri?

Questa sindrome dell'età – nel mezzo del cammin di nostra vita – segnala il fallimento del vecchio ruolo affidato alla donna? Al contempo, però, non rivela anche i problemi del nuovo ruolo che le viene proposto, in apparenza più moderno e rispettoso delle sue capacità di scelta, fino al controllo totale dell'amore e del concepimento? Non è questo il segnale di una società folle che ha voluto sentenziare sui princìpi primi della natura e della biologia?

Le ideologie e gli ideologi

Abbiamo mostrato come le società cambino nel tempo e rivelino comportamenti di ampi gruppi, oltre che di singoli, del tutto nuovi, a volte addirittura capovolti o rivoluzionati. I cambiamenti sono attribuibili a nuove idee o a nuovi interessi, talora anche a innovazioni tecnologiche importanti, come l'invenzione della ruota o del motore a scoppio: basta ricordare del resto i mutamenti prodotti dal computer e dalla digitalizzazione. Talora le società cambiano anche grazie alle scoperte scientifiche, e non si possono non richiamare le grandi innovazioni prodotte dalla penicillina, capostipite degli antibiotici, e dalla pillola di Pincus, primo strumento per il controllo delle nascite o, come si dice, per la maternità e la paternità programmate e volute.

Tra i principali fattori di cambiamento vanno senz'altro considerate le ideologie, visioni del mondo capaci di provocare grandi mutamenti sociali. Il marxismo recentemente e il cristianesimo due millenni fa costituiscono, a mio parere, gli esempi più significativi.

Il cristianesimo ha portato il Cielo sulla Terra oltre che il figlio di Dio a Nazareth, ha introdotto il principio dell'amore tra gli uomini e l'idea che siamo tutti allo stesso modo figli di Dio: quindi non è possibile trattare le creature in maniera differenziata, con distinzioni di classe, di potere e di razza. L'amore e il perdono inoltre s'impongono come criterio per affrontare i conflitti e le contrapposizioni. Un concetto rivoluzionario, affermato mentre la società romana era nettamente contrapposta tra *cives* e barbari, tra padroni e servi, o addirittura schiavi.

Il marxismo non ha meno forza nel predicare l'uguaglianza degli uomini e soprattutto il diritto di tutti di vivere in serenità, senza lo sfruttamento messo in mostra dall'industria dell'Ottocento: uomini usati come macchine e poi scartati non appena il loro rendimento scendeva sotto i parametri previsti e non erano più in grado di soddisfare i bisogni dei padroni, che avevano come unico scopo il guadagno per sé. Il marxismo proclama il principio del giusto salario e predica la rivoluzione come via razionale e unica per abbattere la classe oligarchica, borghese al potere, e per dare il destino in mano al popolo su tutto il pianeta, senza più classi e distinzioni e nemmeno governo delegato.

Anche la Rivoluzione francese è un esempio di momento storico in cui i princìpi hanno avuto un'influenza significativa sulla società. Anche in questo caso da un'ideologia è nata un'azione rivoluzionaria.

Se questi esempi sono tutti all'insegna del grande e rapido cambiamento, non si possono negare delle trasformazioni sociali più lente, che dunque occupano periodi lunghi.

In queste fasi s'intravede una continuità, un'idea forte o un'ideologia sistematica, che progressivamente porta a un cambiamento senza sovvertimenti. Si tratta di piccole modifiche, diverse dalle grande trasformazioni provocate dalle guerre, capaci di sconvolgere una società e anche il suo assetto economico.

Proprio in questa cornice vogliamo citare il ruolo delle ideologie e degli ideologi che le proclamano. Talora l'ideologia si identifica con un personaggio, talvolta con un movimento avviato da un leader e continuato da altri sostenitori.

Senza dubbio in questa descrizione semplificata potremmo distinguere tra gli uomini del pensiero e dell'analisi sociale, dotati di capacità critica, e gli uomini di azione che sovente sono affascinati dal fare più che dall'immaginare. Forse è proprio questa la differenza principale, lavorare nella fantasia oppure nel mondo, e non c'è dubbio che alcuni sono grandissimi in un'area e altri nell'altra: nella testa o nella realtà concreta.

Da una parte, come caso estremo, gli utopisti che pensano a un mondo nuovo ma non si preoccupano del concreto; dall'altra gli empiristi, che per cambiare il mondo ritengono in primo luogo di dover agire, e solo in seguito si chiedono il senso di quanto fatto.

Questa contrapposizione, se portata all'estremo, pare irrealistica. Se mitigata, però, può descrivere molti casi passati e presenti. Tra un ingegnere che deve progettare delle centrali elettriche e un filosofo teoretico, che analizza il pensiero e si interroga sul senso dell'essere, la differenza è certamente notevole. Così un abisso separa un sacerdote, che insegna il modo di raggiungere il Cielo ed evitare l'inferno, e un politico che amministra la cosa pubblica, e quindi si occupa di questa Terra, della Città della Terra per usare l'espressione di Agostino, contrapposta alla Città di Dio.

Altrettanto evidente è la distinzione, schematizza nell'Ottocento, tra lavoratore delle braccia (l'operaio, il bracciante) e lavoratore della mente (l'intellettuale), che è appunto colui che trova soluzioni, attuate poi da uomini dotati di forza muscolare. Da un lato c'è chi progetta senza sporcarsi le mani, dall'altro chi realizza quanto indicato da un disegno esecutivo. Il lavoro di questi ultimi è misurato in base a quanto hanno prodotto: per un muratore, per esempio, conteranno i metri quadrati di muro costruito in un giorno. Gli intellettuali sono invece valutati in base alle loro idee o, al massimo, in base al modo in cui le loro idee sono state tradotte in pratica.

Questa contrapposizione è radicale, anche se esistono dei punti d'incontro. Prima si pensa e poi si fa, prima si progetta e poi si attua, sembra di poter dire, e quasi ci si aspetta una visione del mondo differente tra operai e intellettuali, e anche una diversa percezione del denaro.

L'operaio è tutto portato a costruire oggetti, a innalzare muri, e la sua bravura sta nel farne più di un altro lavoratore, magari concorrente, a parità di tempo e con qualità migliore; l'intellettuale invece deve pensare, trovare un tema, analizzarne le componenti, valutare le riflessioni storicamente collegate e poi inventare un *quid*, qualcosa di nuovo che trasformi la sua idea in una soluzione utile a qualcosa. La sua riflessione può servire praticamente, come nell'organizzazione aziendale, oppure essere puramente teorica, perché la società non è condizionata solo dal bisogno di pane ma anche da esigenze della mente, o come si diceva una volta dell'anima. In questo dualismo corpo-anima, si vede il lavoratore manuale più al servizio del corpo, mentre chi usa il pensiero e l'intelligenza – una facoltà che si ritiene più elevata – è posto su un piano diverso.

Gli intellettuali da una parte e gli uomini pratici dall'altra, in varia misura e sotto diverse denominazioni, hanno sempre costituito due realtà separate, anche nell'aspetto esteriore. Gli uni indossano la tuta, gli altri portano il colletto bianco e la cravatta. E mentre le mani dei primi sono piene di calli – o almeno lo erano un tempo –, le mani degli intellettuali sono lisce e curate.

Se un colletto bianco sta senza far niente, pensa; ma se troviamo nella stessa situazione un lavoratore manuale, allora è uno che non ha voglia di faticare: nessuno crede che stia pensando a come fare il proprio lavoro.

Questo un tempo era così vero che i lavoratori manuali non avevano titolo di studio, considerato per loro inutile se non dannoso, mentre gli intellettuali dovevano raggiungere il più elevato grado di istruzione possibile proprio perché dovevano allenare il cervello e la mente, l'anima, per produrre pensieri e idee, incluse le ideologie che possono cambiare una società.

Se il denaro è un mezzo per acquistare cose, oggetti concreti, dovrebbe avere minor impatto sugli intellettuali, che invece pensano, e il pensiero non è condizionato dal numero di cose possedute. Insomma, l'uomo pratico è vincolato saldamente al denaro, mentre l'intellettuale non se ne dovrebbe curare perché per pensare gli basta camminare avanti e indietro come facevano i peripatetici, o sedersi a un tavolo, magari di una biblioteca, e non occuparsi di altro, come faceva Bernard Le Bovier de Fontenelle, segretario dal 1699 dell'Académie royale des sciences, che dimenticava persino di nutrirsi, tanto era preso dai suoi pensieri e dallo studio. Si racconta che un giorno arrivò a usare come segnalibro un pesce fritto che gli avevano portato da mangiare.

L'intellettuale è disinteressato al denaro, che invece rappresenta il fine dell'attività produttiva. Un tempo ci si aspettava che non fosse ricco, anche se occorreva assicurargli i beni per sopravvivere e gli strumenti per pensare e studiare: biblioteche e mezzi con cui stampare le sue idee. Il ruolo pratico degli intellettuali, semmai, riguardava l'insegnamento. Quindi venivano assunti come docenti nei college e nelle scuole, in cui abitualmente vivevano senza diritto di maritarsi proprio per non essere intaccati da problemi pratici; oppure insegnavano nelle università, da cui ottenevano quanto serviva loro per vivere.

Nella società del tempo presente, nel nostro paese, ci troviamo a constatare una realtà diversa: gli intellettuali spesso lavorano per i potenti, attenti solo ai beni materiali e al denaro. Quindi vediamo una parte di loro al servizio di politici o di imprenditori, e sono pochi quelli che seguono un percorso autonomo, fondato solo sulla forza dei propri pensieri.

Si muovono per comporre frasi richieste, si riducono a confezionatori di idee per sostenere una prassi e un comportamento. Quando arrivano a formulare vere e proprie ideologie, lo fanno per consentire ai potenti di coprire anche il campo delle idee così da non trovarsi mai in contraddizione con chi le idee le produce. E ogni potente ha la propria organizzazione di pensatori che giustifica il suo comportamento, magari dittatoriale, sul piano delle idee o delle parole.

Lo scempio della cultura, che dovrebbe rappresentare il giardino in cui si coltivano le idee, ha fatto sì che uomini capaci si impegnassero a fondo in queste pratiche. Gli intellettuali oggi si arricchiscono servendo un potente che giustificano per tutto ciò che fa senza pudore, mercanteggiando ogni morale. Rendono persino monetizzabili i princìpi primi, e anche i propri, se mai li hanno posseduti.

Benedetto Croce affermava con una certa ragione che non esiste pensiero senza un'espressione; oggi occorre affermare, capovolgendo l'enunciato, che esistono parole senza pensiero.

Gli intellettuali del nostro tempo giocano con le parole senza preoccuparsi delle idee dalle quali dovrebbero dipendere, semplicemente le parole sostituiscono le idee mostrando in superficie di esprimerle. Non occorre pensare, basta giustificare le incoerenze del potere, per mantenerlo saldo e renderlo sempre più vasto.

Gli intellettuali sono le prostitute della società: non vendono il proprio ventre, ma la mente, ridotta spesso solo alla formulazione di parole. È come se una meretrice non concedesse il proprio corpo ma semplicemente una sua immagine fotografica o si limitasse a esporre ciò che invece dovrebbe essere consumato.

Gli intellettuali, nonostante le premesse teoriche e un apparente buon senso, sono dunque mossi dal denaro ma, poiché non servono con continuità, sono pagati a prestazione, appunto come le prostitute. Talora devono veramente dare molto, fino a comporre versi per il proprio padrone, scrivere una terzina, magari di endecasillabi. E qui bisogna riconoscerlo: occorre proprio una notevole esperienza nel campo della prostituzione, degna delle ierodule che si concedevano nel tempio.

Questa è una società in cui le ideologie sono morte e non si distinguono con chiarezza neppure le posizioni alla base dell'azione politica. Tutto è all'insegna dell'immediato, ci si lascia guidare dall'affare del momento. Quello che conta è sfruttare un'occasione, portare a casa una bustarella: è la logica della corruzione, invece che della trasformazione sociale. Occorrono allora le decorazioni, i retori, ed ecco perché non abbiamo più i pensatori, vanno altrettanto bene le comparse, i sosia dei grandi del passato.

La differenza non sta tanto nell'abbigliamento o nell'eloquio ma in un problema più grave: gli intellettuali veri pensano, questi invece non sanno nemmeno cosa sia il pensiero, sanno solo come giocare con le parole per nascondere ogni misfatto e guadagnarsi un po' di reddito e di notorietà. Le prostitute devono essere conosciute per avere clienti e, se si sa che fanno cose eccelse, allora possono anche aumentare le tariffe.

Voglio precisare che in questo confronto che può sembrare offensivo, semmai la mie scuse vanno alle prostitute e non certo agli intellettuali: fanno pensare che questa società sia piena di uomini «sessualmente» potenti, mentre viviamo in una società di castrati. Sono gli imbonitori che nascondono il male sociale, i segretari del potente idiota che recitano versi o suonano il liuto con grande arte.

Un tempo c'erano segretari di Stato del livello di Richelieu, ora esiste un sottosegretario che ha il compito di tenere pulito il volto di un capo piuttosto insudiciato, e non si accorge di recitare il ruolo peggiore, quello della verginella del *boudoir* che non si dà mai, come fa la ruffiana del tempio, e che forse si crede persino un intellettuale.

Questa nostra società ha tutto in falsetto: non esiste la cultura, massacrata continuamente fino a distruggerne i frammenti che ancora ne restano; non esiste l'università, ridotta a distributrice di diplomi privi di significato; non esiste più nemmeno il rispetto per la storia, perché una grande storia, se confrontata con un'attualità miserevole, rende il presente ancora più ridicolo e al contempo drammatico.

I nuovi intellettuali da parata amano i soldi e solo i soldi, e sono stati giustamente paragonati a quelle macchinette che parlano solo se si inserisce un gettone. Dicono del resto delle fesserie che, però, rispondono ai bisogni del re e di una corte di babbei rivestiti di ermellino e di potere.

Il luogo per gli intellettuali è la televisione, un mezzo fatto apposta per produrre denaro. I potenti la governano e sono loro ad assoldare gli intellettuali per farli apparire in questo ambiente dove non si fa cultura, la si ammazza. E infatti tutto ciò che funziona culturalmente, in televisione viene ammazzato: teatro, lirica, arte, ricerca scientifica.

In questo requiem anche la gloria degli intellettuali ha breve durata. Sono le prostitute di un re che presto le abbandona, compagnie passeggere di un uomo dal grande fallo, dotato anzi di una protesi di platino: una macchina dalla resistenza infinita che non dispensa piacere ma potere. Sono i perversi che invece di muovere i propri organi si limitano a consumare un film pornografico.

È doveroso a questo punto precisare che non amo questa società, che la considero una delle peggiori tra quelle in cui ho vissuto.

Lo so che in questo arco della storia o in quello subito precedente ci sono stati casi di follia collettiva, e penso al fascismo e alla dittatura nazista, di cui l'Italia è stata alleata. Penso anche agli intellettuali di quei regimi: curavano la propaganda del partito unico del dittatore usando un linguaggio che almeno non tendeva a mascherarne gli scopi, come accade oggi.

Una società, questa del tempo presente, che mi fa pensare alla fine di un percorso durato millenni, un'agonia drammatica in cui è difficile trovare una parte sana a cui aggrapparsi per tentare di guarire organi vitali che ormai non funzionano più.

Mi pare che tutti i princìpi siano stati ammazzati, e che dunque non sia nemmeno possibile rianimare la società, in mano ad avvoltoi che la stanno massacrando fino a lasciarne soltanto le ossa. Anche gli avvoltoi, però, finiranno a pezzi: magari non ne resteranno le ossa, ma solo qualche brandello di valuta pregiata.

È una società che non soltanto non produce nulla di nuovo, ma che distrugge il passato e non rispetta le testimonianze di una grande civiltà, perché ignora cosa sia la cultura e la riempie del nulla dei suoi cantori di regime.

La paura è che persino l'ideologia politica sia morta, e ci si avvicini a una dittatura, alla fine della democrazia, anche se le caratteristiche saranno diverse dal passato. In scena si rappresenta il copione di un fascismo mascherato da democrazia: come vestire da donna un guerriero. Uno spettacolo disgustoso perché farsesco, mentre si produce solo morte, e si prosciuga la fonte della cultura e della storia a cui erano legati mio padre e i nostri padri; come pure i nostri ideologi, quelli che sono morti per non rinunciare alle idee con cui volevano fare grande o almeno dignitosa una società. Ho paura di morire sentendo cantare una versione nuova di *Faccetta nera*. E magari qualche dichiarazione simile a quella che il generale Badoglio telegrafava nel 1936 da Addis Abeba.

Sono spaventato perché un paese e una grande storia sono manipolate da un semidio che vede solo se stesso e ciononostante viene osannato dal popolo che lo sogna di notte vestito da salvatore.

Non amo questa società dell'inutile, della falsità, dell'ipocrisia, del servilismo dei colonnelli che hanno un sorriso becero e non si rendono conto del ruolo tragico che stanno coprendo e che risulterà in futuro, se solo resterà un uomo giusto, un sopravvissuto che racconterà cosa sta succedendo.

Ho paura di un mondo che dichiara inutile la sofferenza di tanti uomini, compresa la mia. Un regime di ignoranti e di saccenti, di falsari che non sanno piangere guardandosi allo specchio e non vedono nemmeno il danno che compiono e il male che fanno, persino ai loro padri morti e ai loro figli, divenuti oggetti vuoti, pieni soltanto di denaro.

Ho voluto esprimere questa posizione attraverso il dolore che provo, perché è giusto che le mie affermazioni vengano colte attraverso questa visione, che riguarda non solo gli occhi ma i sentimenti, non solo le idee ma la sofferenza. La visione di un pessimista attivo che prova a risvegliare chi dorme, e lo fa con la forza delle idee.

Un pessimista che scrive sperando, sempre, *spes ultima dea*: spera almeno di accendere il senso critico di qualcuno, per poter mormorare insieme sui *mala tempora* e forse sulla fine del tempo.

Senza cultura è come essere in un deserto a piangere la distruzione della società, attuata per consentire a pochi idioti di esprimere il loro delirio di onnipotenza; un delirio che per tutta la vita ho curato all'interno dei manicomi occupandomi, però, sempre di chi non contava e di chi il male non poteva farlo.

Ma ora di fronte a una degenerazione sistematica temo di non poter fare nulla, né come uomo né come uomo della psichiatria, una disciplina che oggi in maniera particolare sento infelice e inutile, perché si occupa delle pagliuzze nell'occhio e non delle travi che accecano la società. Manca persino la possibilità di rispettare l'uomo distinguendo tra il tiranno che serve se stesso, e chi invece si chiede come essere utile all'altro, al prossimo.

Io stesso sono infelice in un mondo veramente folle, che

non riconosce la propria follia, e si cura soltanto degli interessi di avvoltoi che puzzano di carogna. Uomini di potere che sono seduti a un banchetto in cui viene servita la loro stessa carne e muoiono pensando di essere eterni.

Per questo, parlando di denaro, è tempo che mi dedichi ai singoli casi e rientri nell'ambito del mio lavoro, che mi vede a contatto non con le società ma con gli individui. E l'essere umano è talmente degno di attenzione che mi permette di dedicarmici totalmente, perché ne riconosco il suo enorme valore: non per quanto possiede, ma per l'avventura che compie, all'insegna della sofferenza.

Io amo l'uomo rotto; a quest'uomo mi sono sempre dedicato e ora so che esiste anche il malato di denaro, l'uomo di denari.

Non mi potrò mai occupare professionalmente dei potenti, non sono uno psichiatra di regime, ma uno che è sempre scappato di fronte all'ipotesi – anche concreta – di fare parte del potere, non importa se grande o piccolo. Fuggito da un mondo che è dedito al sopruso, perché è inevitabile che un uomo che pensa solo a sé danneggi il resto della comunità.

Per creare meno danno bisogna far parte dei nessuno, coloro che non hanno scettro e cercano solo di difendere l'umanesimo, anche se questa ipotesi dovesse essere un'utopia, un'illusione. E allora vivo da nessuno con i nessuno, perché qui si trova il meglio della società. Sono un nessuno che si dedica ai nessuno, anche se qualche volta penso che dovrei curare il potere, per la pericolosità che ha in sé e la cecità da cui è affetto. Oggi sarebbero molti quelli che hanno bisogno di cure, ma sono gli stessi che combattono i nemici, e nemico è chiunque non li elogia e non li canta.

In questo senso sono, e continuo a essere, un asociale che non ama stare nel mondo, perché questo significa indicare sempre la propria appartenenza al potere.

So che non è il potere di destra o di sinistra o di centro a fare la differenza, ma il potere in quanto tale, prima delle sue colorazioni che ormai, di sicuro, non sono più ideologiche ma solo di bottega. E così fuggo da ogni manifestazione che sia all'insegna delle camarille e dei clan, e rimango un nessuno che, però, agisce educatamente, scrivendo qualche libro, che è uno strumento di libertà, poiché non si è obbligati a leggerlo e semmai, come accade, rimane su qualche scaffale di libreria o di magazzino, senza recare disturbo, come se non ci fosse. E del resto un nessuno è colui che c'è ma non si vede.

Non sono di alcuna parte codificata, sto dalla parte dell'uomo e cerco di capirlo, ed è inevitabile, persino atteso, e logico che chi si è sempre occupato dell'uomo, del suo comportamento e delle sue sofferenze, avendo constatato l'importanza del denaro in questa società, si interroghi sul suo effetto e sulla sua azione nefasta, patologica.

L'uomo di denari

Tipologia generale

Il rapporto che ciascun uomo stabilisce con il denaro ha sempre qualche aspetto particolare, che può mostrare risvolti veramente strani, da rasentare il patologico. Non sempre il denaro è usato per acquistare qualcosa, talvolta serve semplicemente a palesare la propria forza, il proprio potere. Lo si può persino distruggere, proprio mentre alcuni ne sono privi e sognerebbero di poterne possedere almeno un po' per fronteggiare bisogni impellenti che condizionano la vita fino a impedirla. Basterebbe citare chi muore di fame.

Come caso veramente singolare ed estremo mi vengono in mente le pagine che Alberto Moravia scrive ne *La noia* (1960).

«Si era spogliata e aveva avvolto il corpo in un corto asciugamani, che le copriva appena i fianchi e il seno, un po' come le stoffe succinte di cui si fasciano le donne [...]. "Lo sai che il mio disturbo è finito? Allora se vuoi, possiamo fare l'amore."»

Il corpo dell'amante, Cecilia, risveglia l'attrazione del protagonista, Dino. Per legarla a sé, lui le propone il matrimonio, ma la risposta è negativa.

«Ora provavo un senso di stupore enorme; come se realmente avessi creduto che Cecilia sarebbe stata lusingata dall'idea di diventare mia moglie. In realtà, pensai alla fine, come, in passato, avevo sperato di possedere Cecilia per mezzo del denaro, così, questa volta, mi ero illuso di raggiungere lo stesso scopo offrendole qualche cosa che le donne quasi sempre antepongono al denaro, il matrimonio.»

La risposta rende furioso Dino che insiste per avere almeno una spiegazione, ma la conferma è semplice e misteriosa allo stesso tempo: «Non voglio perché non voglio». E si sdraia sul letto.

«Adesso era nuda, in un atteggiamento rilasciato, il petto in libertà, i fianchi ben posati e abbandonati sul materasso; e con curiosità infantile guardava in su, ai cortinaggi.

«[...] corsi nel bagno e rapidamente feci quello che in tutti quei giorni avevo preveduto che avrei finito per fare: spostai le mattonelle, scoprii lo sportello di acciaio del forziere, girai le rotelle secondo il segreto che sapevo a memoria.

«[...] il denaro c'era. [...] L'afferrai, ne estrassi i biglietti che conteneva e tornai alla camera. [...] Le ordinai, sorridendo: "Adesso stenditi".

«Si distese guardandomi incuriosita e divertita e, come mi parve, anche un po' turbata. Il fascio di biglietti che avevo tratto dalla busta era grosso, calcolai che fossero cinquanta banconote da diecimila lire l'una. Cominciai dal basso, simbolicamente, stendendo sul pube buio e ricciuto un solo biglietto ben spiegato. Quindi, risalendo, ricoprii di biglietti il ventre bianco e infantile, la snella vita e il bel seno bruno, un biglietto per mammella. Avvolsi intorno al collo un altro biglietto; quattro ne misi sulle spalle e quattro sulle braccia. Poi ridiscesi sotto il ventre e ricoprii di biglietti le gambe, fino ai piccoli piedi. [...] Alla fine giacque immobile, simile ad uno strano animale istoriato, supina, il viso girato verso di me, gli occhi spalancati.»

Questo uso del denaro a Dino viene in mente sulla scorta di una stampa appesa alle pareti di casa, in cui è rappresentato il mito di Danae, figlia del re di Argo, Acrisio.

A quest'ultimo l'oracolo aveva predetto la morte: sarebbe stato ucciso dal figlio di sua figlia. Volendo prevenire questa sorte, il re chiude Danae in una torre di bronzo per impedirle di mettere alla luce un figlio. Ma Zeus, che si invaghisce della giovane donna, giunge a lei sotto forma di pioggia d'oro; dopo l'incontro Danae dà alla luce un bimbo di nome Perseo. Acrisio lo sente piangere e allora lo mette con la madre su un'arca, che poi abbandona ai flutti.

Questo mito ha ispirato numerosi pittori e scultori, a partire da Nicia, autore di un dipinto ricordato da Plinio il Vecchio. Anche Prassitele compose un gruppo marmoreo dedicato al mito di Danae.

Il denaro diventa, sia nella simbologia del romanzo di Moravia sia nel mito di Danae, un mezzo di potere erotico e in grado di generare. Ed è proprio dal desiderio frustrato di sposare Cecilia che in Dino nasce la spinta a ricoprire l'amante di oro – sia pure nella variante ormai corrente delle banconote.

Sempre nel periodo del boom, durante gli anni Sessanta, era frequente che i vitelloni si accendessero delle sigarette con banconote arrotolate a mo' di piccole torce così da mostrare non solo la loro disponibilità economica, ma anche l'indifferenza verso il denaro, considerato nient'altro che carta e a volte persino descritto in modo scurrile, come carta igienica.

Importante era comunque possederlo e mostrarlo come simbolo appunto del proprio valore. E per poterlo possedere si giungeva ad ammazzare. Il caso più emblematico è quello di Pietro Maso che, dopo avere ucciso entrambi i genitori per denaro, si comprò subito una potente Bmw. Il denaro come simbolo di potere e come espressione esibizionistica delle proprie possibilità.

Un altro episodio che mi viene in mente risale alla mia infanzia. Avrò avuto 8-9 anni ed ero molto gracile; tendevo a stare da solo evitando il gruppo dei coetanei che si riunivano per giocare a pallone davanti a casa mia, nel cortile di una grande caserma trasformata nel dopoguerra in un complesso di case popolari un poco improvvisate. Mia madre mi spingeva a scendere a giocare con gli altri, e mi portava lei stessa chiedendo a quel gruppo di ragazzi di ammettermi in una delle due squadre che si affrontavano. Io mi sentivo un pesce fuor d'acqua ma soprattutto avvertivo di non avere le abilità che scorgevo negli altri, sentivo di non poter diventare un giocatore degno di questo nome. Mi decisi a chiedere di giocare in porta, perché il portiere mi sembrava il giocatore che partecipava di meno all'azione, perlopiù rimaneva fermo: un buon compromesso per ubbidire a mia madre e allo stesso tempo non contrastare troppo il mio istinto, che mi avrebbe spinto a rimanere nella stanza da solo. Ben presto mi resi conto dell'importanza del portiere perché, non riuscendo a parare nemmeno le palle semplici, venivo picchiato come responsabile di sconfitte clamorose, che la squadra in cui ero entrato dietro raccomandazione materna non meritava.

Insomma, ora ero escluso dai miei compagni, che mi rifiutavano completamente e non rispondevano più a nessuna sollecitazione di mia madre.

Mi sentivo solo in strada, in mezzo a coetanei che non mi vedevano neppure, come fossi trasparente, e questo mi provocava evidentemente una ferita, un dolore.

Un pomeriggio presi del denaro che mia madre custodiva in un cassetto e scesi attirando l'attenzione di quei giocatori provetti: promisi dei soldi a chi mi avesse fatto gol in una serie di rigori. Mi misi in porta. Aspettando il loro turno tutti, per una volta, erano attenti a me. Naturalmente era facile per loro vincere la scommessa e a ogni gol pagavo il pattuito. La cosa andò avanti per qualche giorno con mia soddisfazione, anche se facevo sempre più fatica a procurarmi i soldi. Almeno, però, ero considerato un portiere e, anzi, ero uno dei più in vista. Credo che mi mancasse totalmente il senso del denaro, certamente non conoscevo il suo valore e il suo potere di acquisto.

Sempre a proposito di casi particolari, mi ricordo di aver letto che nelle famiglie perbene le figlie femmine, ma anche le loro madri, non potevano nemmeno toccarlo, il denaro, come se avesse il potere di contaminare. Semmai possedevano oro, pietre preziose o gioielli, e mai una donna di questo lignaggio avrebbe detto di possedere dei denari. Attratte ne erano le povere e le prostitute, ed era abitudine pagarle buttando loro addosso le monete con disprezzo. Esattamente come fanno ancora alcuni nel dare l'elemosina, attenti a non toccare la mano di chi chiede e dunque a far cadere gli spiccioli nel cappello o nella mano tesa.

Sempre per richiamare qualche uso strano del denaro, ora voglio riferirmi a Freud, il padre della tecnica psicoanalitica per la cura dei nevrotici, almeno questa era l'indicazione che ne aveva dato allora. Ebbene, nella liturgia terapeutica aveva stabilito che fosse il paziente a pagare le sedute che, soprattutto all'inizio, erano molto frequenti (quattro o cinque a settimana). Il senso di questa regola, condizione per il successo della terapia, era evitare che si costituissero rapporti di favore e che nascessero sentimenti di deferenza o di dipendenza: diventava chiaro che le prestazioni erano pagate, dovute quindi solo per questa ragione. La richiesta di denaro era fatta al paziente, che doveva saldare il conto di tasca propria, a pagare non potevano essere la madre o il marito. E se questa condizione non era soddisfatta, la seduta non iniziava. Una prassi che continua ancora per gli psicoanalisti freudiani.

Per compensare l'esempio delle prostitute e del loro rapporto con il denaro, mi sembrava giusto citare un caso diverso. Anche quella dello psichiatra è una prestazione, anche qui c'è un lettino, ma di natura ben diversa. Chissà, però, che non sia stato proprio il setting, che richiama le relazioni sessuali, a influire su questa norma, difficile da comprendere, non foss'altro perché le dipendenze e i rapporti devozionali tra paziente e terapeuta non sono certo bloccati dalla parcella.

Si tratta comunque di una norma rivoluzionaria, attuata nella Vienna di fine Ottocento e dei primi Novecento, quando le ragazze – penso alle isteriche per cui la terapia era diventata un classico – non avevano soldi e, se erano di buona famiglia, non maneggiavano nemmeno il denaro.

Le donne italiane, quando contribuirono con i loro beni alla guerra coloniale e alla costruzione dell'Impero, non donarono al duce delle banconote ma le loro fedi, e semmai qualche gioiello di famiglia.

C'è poi chi usa il denaro per salvarsi l'anima e andare in paradiso. Anche questo mi sembra un modo quanto meno curioso di impiegarlo, attribuendogli un valore che va ben oltre alla possibilità di comprare cose utili per vivere in questo mondo. Si potrebbe a questo proposito aprire un capitolo infinito sul dare a Cesare quel che è di Cesare e a Dio quel che è di Dio. La corsa ad assicurarsi una casa in paradiso, e possibilmente nel settimo cielo, ha impegnato cifre veramente incredibili. C'è chi ha acquistato delle reliquie e chi si è fatto costruire una cappella gentilizia in cui celebrare messe, per assicurarsi grazie divine e salvezza eterna.

Insomma, il denaro è diventato uno strumento versatile, capace di realizzare sogni e progetti tra i più disparati. Si giunge ad acquistare il paradiso, si comprano eserciti, titoli onorifici, lauree, privilegi, amori e fedeltà matrimoniali. Il denaro serve per comprare corpi ma anche anime: un simbolo di potere sommo in Terra e in Cielo, in grado persino di muovere Dio e tutte le potestà celesti. Parola della Chiesa.

Tra gli usi che a me paiono anormali, c'è la tendenza a fare del denaro un sostituto della persona. Questo atteggiamento è riportato nella parabola evangelica del buon samaritano, che è non solo un racconto antico da inserire nelle coordinate culturali e religiose del cristianesimo nascente, ma un esempio adatto a situazioni di oggi.

Nel Vangelo di Luca al capitolo decimo si legge: «Un uomo scendeva da Gerusalemme a Gerico e cadde nelle mani dei briganti, che gli portarono via tutto, lo percossero a sangue e se ne andarono, lasciandolo mezzo morto. Per caso, un sacerdote scendeva per quella medesima strada e, quando lo vide, passò oltre. Anche un levita, giunto in quel luogo, vide e passò oltre. Invece un samaritano, che era in viaggio, passandogli accanto, vide e ne ebbe compassione. Gli si fece vicino, gli fasciò le ferite, versandovi olio e vino; poi lo caricò sulla sua cavalcatura, lo portò in un albergo e si prese cura di lui. Il giorno seguente, tirò fuori due denari e li diede all'albergatore, dicendo: "Abbi cura di lui; ciò che spenderai in più, te lo pagherò al mio ritorno"».

È chiarissimo che il samaritano si comporta in maniera più umana e generosa rispetto agli altri che non si fermano nemmeno (più o meno come fanno quasi tutti anche oggi quando qualcuno viene aggredito per strada, persino in città affollate).

Il samaritano almeno si dedica al malcapitato, ma a me pare che la sua azione perda di significato nel momento in cui delega al denaro la cura necessaria per quel disgraziato. Se ne va, lascia dei soldi e assicura all'albergatore che, in caso di spese superiori, pagherà la differenza al ritorno quando, dopo aver assolto ai suoi affari, sarebbe ripassato da quella strada per rientrare alla propria casa.

Il denaro sostituisce il samaritano. Un ruolo assolutamente improprio perché l'umanità che egli rivela, ma solo per qualche ora, è davvero rara.

Come si è visto, non mostra umanità nemmeno il sacerdote, e allora come avere garanzie sull'albergatore?

Se il malcapitato, mezzo morto, ha bisogno del samaritano, quest'ultimo deve assisterlo finché non torna nel pieno delle forze, completamente vivo.

A me pare che quel samaritano non possa delegare la propria funzione al denaro e quindi andarsene – tutto lascia intendere – a fare i propri affari. Insomma, non mi sembra affatto un gran modo di donare se stessi. È un dono soltanto parziale, fatto di briciole di sé. Un po' come succede oggi, quando un figlio chiede esplicitamente aiuto e il padre, troppo impegnato, se ne va lasciando una lauta mancia, come se la funzione paterna fosse delegabile a un mazzetto di banconote.

Penso al vero modo di donare se stessi. Penso a padre Kolbe, a madre Teresa di Calcutta ma anche all'insegnamento del Vangelo nel passo in cui Cristo dice ai discepoli di lasciare tutto e di seguirlo. Tutto, non parte.

Ecco, il samaritano è un generoso parziale, part-time, e non mi pare sia questo il messaggio umano e cristiano del dono di sé agli altri. Meglio certo che passare oltre fingendo di non aver visto il bisogno dell'altro. Ma nel momento in cui il samaritano se ne va lasciando i denari, la sola differenza rispetto al sacerdote e al levita è il denaro, perché anch'egli se ne va mentre quel disgraziato ha ancora bisogno. Il denaro come sostituto dell'uomo e della sua capacità di esprimere pietà e amore. Il denaro non è umano, è semplicemente un mezzo inanimato.

Dopo questa galleria varia e certo non sistematica, vorrei ora riportare in maniera più ordinata gli usi e i significati di cui il denaro è caricato nel tempo presente, e non dalla società come insieme di tutto un popolo, ma dal singolo uomo.

Questa dimensione rientra infatti tra paradigmi più coerenti e abituali alle mie competenze, visto che come psichiatra mi occupo di singoli casi e, anche se mi sono dedicato e mi dedico a molte persone, ne seguo sempre una alla volta. Il mondo è fatto di tanti uomini, ma io sono portato a considerare ogni uomo un mondo. L'accostamento non è inappropriato se solo lo si avverte in tutta la sua complessità, che non è soltanto strutturale, ma dinamica perché un uomo non è una statua immobile, ma si muove dentro un ambiente, e non lo si può capire se non nel contesto in cui opera. Persino la sua interiorità è fatta di passato, d'immaginazione e quindi anche di un futuro che, se ancora non c'è, in qualche maniera già esiste poiché lo si riesce a pensare.

Instrumentum vitae

La prima funzione del denaro, l'uso che più mi pare abituale, si riferisce all'acquisto di beni che servono a vivere. Si potrebbe ipotizzare che l'acquisto riguardi in primo luogo i beni primari, legati all'alimentazione e alla cura delle malattie.

Nelle società complesse, però, la definizione di bene primario è diventata difficile, perché ciò che è inutile alla sopravvivenza del corpo può diventare insostituibile per la propria personalità e per vivere all'interno della società in maniera appropriata e gratificante.

La nostra esistenza è divisibile in tre parti: quella relativa alle funzioni vitali del corpo; quella che risponde alle esigenze psicologiche, diverse da individuo a individuo, con vissuti all'insegna non dell'obiettività ma del soggettivo; infine quella legata alle esigenze di un Io in relazione con gli altri, e quindi alle esigenze sociali. Si capisce bene, quindi, perché sia difficile parlare ancora di bisogni essenziali e di altri secondari.

È possibile farlo, ma certamente la dimensione non è schematizzabile e uguale per tutti. Un'anoressica non avverte l'importanza dell'alimentazione, in genere definita un bisogno primario. Per lei il cibo non è portatore di vita, ma è tossico, sa di morte. Rimangono per lei invece fondamentali le relazioni con gli altri.

Più in generale, l'aspetto fisico ha assunto un peso tale nella nostra società da rendere primaria la cura della pelle, del viso, dell'abbigliamento; e certamente molte donne, ma anche molti uomini, sarebbero pronti a rinunciare al cosiddetto necessario, almeno in parte, pur di poter acquistare prodotti che li rendano più gradevoli, piacevoli e belli.

Il denaro è un mezzo per acquistare beni o servizi utili a vivere e dunque va messo in relazione con l'esistenza, comunque venga considerata, con tutte le variabili individuali.

Ci sono persone che vivono riducendo la vita all'attimo presente, al qui e ora, senza il respiro del tempo e senza la proiezione di sé nel futuro. Persone, dunque, che usano il denaro per acquistare la cosa che in quell'attimo si presenta come indispensabile, l'unica che al momento li fa sentire bene. Quella cosa è curativa nei confronti del mal d'essere, toglie questa sensazione sgradevole e si prova persino un attimo di felicità.

Ci sono adolescenti che non si pongono alcuna prospettiva e aspirano solo ad avere il prodotto del momento, talmente importante da diventare oggetto di culto, con un significato sacro, quasi taumaturgico.

È la volta degli occhiali griffati, oppure del telefonino con funzioni innovative, ma si può arrivare anche al motorino, l'unico mezzo con cui raggiungere i propri coetanei nei luoghi in cui si incontrano.

L'oggetto del desiderio che si deve possedere in ogni modo e a tutti i costi: se per averlo occorre rubare, nulla potrà fermare quest'unica possibilità. E basta recarsi nei grandi magazzini che vendono prodotti di successo per rendersene conto; anche attraverso il numero dei furti e l'abilità messa in atto nel compierli, quasi si trattasse di un gioco o di una sfida che dà ancora maggiore significato all'oggetto ottenuto in questa maniera, e a costo di rischi che talora non sono immuni da punizione.

Il futuro spesso è percepito in maniera miope, e dunque ha un'estensione di qualche settimana o dura fino alle prossime vacanze. In questi casi si pianificano le spese solo per brevi periodi, cercando di capire quanti oggetti si possono acquistare e dove, se i prezzi sono diversi a seconda del negozio e lo stesso paio di jeans costa meno in un posto che in un altro. Ed è in questa categoria di persone che s'impone lo shopping, diventato ormai una parte della vita e una delle attività più comuni. Si attivano quindi varie strategie d'acquisto, si compra ai saldi e negli outlet, alle liquidazioni e all'usato.

È certo che lo shopping, che significa andare per negozi con l'intenzione di comprare o con la voglia di farlo, sta assumendo una funzione propria, è sempre più una necessità o uno stile di vita indipendente dall'acquisto. C'è gente ormai che entra nei negozi con la certezza di non comprare nulla, ma prova piacere nel guardare abiti, nel provarli, nel parlare con le commesse per conoscerne qualità, prezzi ed eventuali sconti nel caso, del tutto immaginario, di acquistare più di un capo contemporaneamente. Insomma, c'è uno shopping immaginario che fra l'altro è diventato uno dei problemi del commercio al dettaglio e dei rivenditori, perché se non riescono a distinguere chi compra da chi si limita a guardare, finiscono per compiere una gran parte del lavoro e della fatica in maniera improduttiva.

Questo fenomeno è stato in parte compensato dai negozi virtuali e dagli acquisti on-line. Grazie alla rete si possono visitare negozi e grandi magazzini di tutto il mondo, e quindi si può fare shopping per ore e ore, ovviamente senza comprare nulla.

Sarebbe un errore riferire questo termine solo all'attività di acquisto, perché lo shopping è prima di tutto una liturgia dell'immaginario e dunque del virtuale. E anche quando si entra in un negozio elegante, nella piazza principale della propria città, non si cambia atteggiamento e si ha l'impressione ancora di essere in un mondo fittizio in cui avere il denaro per acquistare veramente o non averne affatto non fa una differenza sostanziale. In molti casi si prova soddisfazione proprio in questa liturgia e non necessariamente nel portare a casa un oggetto.

Occorre poi ricordare l'acquisto a rate, che prevede tanti pagamenti così piccoli da dare l'illusione di un acquisto quasi a prezzo zero, o comunque a un costo irrilevante rispetto al valore del prodotto. Si può avere un'auto con 300 euro al mese ed è chiaro che, anche se le rate durano per molti anni, l'impegno non assume un significato preciso soprattutto per le generazioni più giovani che, come si è detto, mancano della percezione del futuro e si preoccupano soltanto di avere adesso ciò che serve e che piace, senza nemmeno dare senso ai tempi di pagamento. Se domani non avranno da pagare, restituiranno l'auto o magari ne compreranno un'altra o comunque proveranno interesse per un altro oggetto.

A prova di quanto sia frequente questo atteggiamento è sempre più alto il numero di persone, e soprattutto di giovani, che comprano a rate e poi non onorano le scadenze. Ciò non provoca alcun dolore o apprensione, anche perché non ci sono sanzioni severe per questo comportamento. Semmai tutto si conclude con la restituzione dell'oggetto e con una pratica burocratica che non cambia nulla perché, se uno non ha il denaro per continuare a pagare la serie infinita di rate, non c'è nulla da fare. I grandi magazzini ormai non attivano nemmeno le pratiche per il recupero del credito perché hanno costi alti e c'è bassissima probabilità di successo. Quindi il sistema rateale mette in conto l'alto numero di insolvenze.

Dal punto di vista del cliente invece tutto funziona perfettamente perché l'esigenza è stata soddisfatta, per il tempo in cui quell'acquisto ha rappresentato un interesse. Tutto in regola con la logica dei desideri e con la funzione del denaro come strumento per soddisfarli: con poco si può avere tanto e non importa per quanto tempo, perché l'oggetto acquistato perde presto di significato, non fa più parte dei desideri.

I continui cambiamenti della moda, che impone nuove tendenze per stimolare gli acquisti, portano a eliminare in fretta le rimanenze, certo con i saldi, ma anche con promozioni che durano tutto l'anno. E così c'è un'incessante corsa all'affare che anima e rende protagonisti anche disponendo di pochi euro in tasca; la sensazione è quella tipica che si prova frequentando i casinò, dove si può entrare con un euro e uscirne con cento dopo aver giocato alle slot machine. Insomma, l'emozione dell'affare è di significato vitale e riesce a mettere in moto anche vite perdute che non hanno molto, persino nulla.

E allora al gusto dello shopping si aggiunge quello dell'affare, che è sempre parte della fortuna. Giocare con la fortuna o vedersela vicina, anche se è illusorio, eccita e fa sentire vivi. Basta ascoltare le storie legate a un acquisto: chi le racconta non parla solo dell'oggetto, ma mette in luce se stesso e le proprie insperate capacità nell'ottenerlo, che non emergono certo dalla vita ordinaria, dal ruolo sociale e dalla disponibilità di denaro. La caccia all'affare rafforza l'autostima. Lo afferma chi lo ha provato molte volte nell'acquisto delle amate camicie.

Nel raccontare un acquisto ci sono due tecniche. La prima è quella di chi mostra di aver speso tantissimo, una cifra proibitiva per tutti o almeno per chi ascolta la storia. Si parla di capo d'élite, di una griffe che ha prodotto pezzi unici. Insomma, tutto è teso a mostrare che si hanno grandi risorse economiche, impiegate soprattutto per ricercare l'eleganza, la bellezza, il fascino: strumento di seduzione nella donna, status symbol con cui esibire potere e prestigio nell'uomo.

L'altra tecnica è opposta. Si mostra di aver speso poco – e l'ideale sarebbe non aver speso nulla – per un capo che tuttavia è carino, originale e soprattutto si adatta perfettamente ai propri gusti, al proprio stile.

Giocando su queste differenze, espressione di personalità dai bisogni diversi, sono nate le boutique d'alta moda e i negozi economici ma di buon gusto.

Sta accadendo quello che avviene nel mondo dei viaggi. C'è chi va in prima classe o in business e racconta della grande spesa per un viaggio esclusivo, e chi invece è felice di parlare di un volo *last minute* di pochi euro per l'Australia, dove ha fatto l'amore con una principessa che lo ha portato in giro per il resto del tempo su un jet privato.

Occorre rilevare che con le nuove tecniche di vendita, in una società sovraccarica di oggetti e in crisi economica, il concetto di proprietà sta mutando, non tanto nel significato, ma nella percezione e nell'importanza che le viene riservata, in confronto con il passato.

Oggi si può girare a bordo di grandi automobili senza esserne proprietari. È quanto accade per esempio con il leasing: si usa un oggetto che è intestato a una società (di leasing appunto) e che può essere pagato nel lungo periodo. La società acquista ciò che mi serve e me lo dà dietro pagamento rateale. In modo simile si può prendere a noleggio un'auto, o qualsiasi altra cosa: la si usa, ma è intestata ad altri. In questo modo non serve un capitale iniziale ma semplicemente la possibilità di rispettare le tariffe d'uso. Un sistema che ha anche dei vantaggi fiscali, perché non si è proprietari.

Con il diffondersi di queste e altre pratiche, è diminuita l'importanza della proprietà, a vantaggio dell'uso. Anche per gli immobili: dopo un lungo periodo in cui aspiravamo a diventare proprietari della nostra casa, sottoponendoci a piani di mutuo estenuanti, ora si preferisce l'affitto, che fra l'altro libera da una serie di oneri fiscali e da obblighi di manutenzione ordinaria o straordinaria.

Un tempo, inoltre, si riteneva che la propria abitazione dovesse essere eterna, costruita con materiali di grande resistenza e durata. Ora invece ci si rende conto che esistono case in legno o strutture prefabbricate altrettanto funzionali ed eleganti, ma enormemente meno costose e con tempi di messa in opera minori.

Così si prendono a modello popoli dalle abitudini meno stanziali, portati a spostarsi da una città all'altra per lavoro. È il caso degli Stati Uniti d'America e dei paesi nordici, questi ultimi apprezzati in particolare per l'uso di materiali naturali, legno *in primis*.

La casa eterna finisce persino per rappresentare un ostacolo, non solo psicologico ma proprio economico, quando si cambia sede di lavoro. Se si tenta di affittare l'abitazione, non è facile riaverla, soprattutto quando si sottoscrivono contratti di locazione prolungati. Nel caso di un trasferimento temporaneo, si potrebbe arrivare al paradosso di non avere più a disposizione la propria casa e di doverne affittare un'altra, magari meno comoda o più costosa.

Il mito della casa di famiglia appartiene sempre più al passato, espressione di un mercato che non risponde più ai bisogni del lavoro moderno, allargatosi non solo al di fuori delle città ma oltre i confini nazionali.

Analoghe argomentazioni si applicano alle case di vacanza, seconde o terze che siano, che finiscono per limitare anche le esperienze del periodo di ferie perché obbligano a ritornare dove si è sempre stati mentre con il turismo, a poco prezzo, si sono aperti luoghi fantastici.

Il mutamento del concetto di proprietà, questo imperativo che sa di simbolo, è significativo, perché modifica il senso del denaro. Non si ricercano più progetti d'investimento fisso, proprio degli immobili, in una società in cui tutto non solo si muove, ma è agitato, in affanno.

Ci riferiamo a persone che hanno ricchezze limitate e dunque, prima di comprare, devono far bene i conti e usare il denaro in modo oculato. Molti per esempio acquistano ai saldi o riescono a scovare promozioni speciali, con cui fanno fruttare al meglio la somma a loro disposizione.

La spesa e il risparmio sono i grandi temi delle famiglie italiane, di quelle che con i loro guadagni non riescono ad andare oltre le tre settimane, e quindi hanno una settimana al mese di povertà.

Sono sempre più frequenti i casi di famiglie che con lo stipendio non coprono i fabbisogni di tutto il mese e che hanno pertanto un periodo economicamente vuoto, come se la loro vita funzionasse a due velocità.

È questo il tipo di povertà nuova: si sopravvive senza privazioni estreme per una parte del mese e poi si entra in una sorta di letargo per il periodo successivo.

Le famiglie con lavoratori in cassa integrazione, quelle che vivono con una pensione o un contributo sociale si trovano in questa condizione.

Ogni famiglia può calcolare la durata dei due diversi periodi.

Questa situazione permette di distinguere le povertà attuali dalle vecchie povertà, che invece erano condizioni permanenti di pura sopravvivenza, senza nemmeno la fantasia di poter spendere per qualcosa di diverso dai bisogni strettamente essenziali.

La nuova povertà permette di acquistare qualche libro, di andare a vedere uno spettacolo a teatro o al cinematografo, e di frequentare qualche trattoria, ma sempre nelle settimane iniziali; poi cala il sipario e non lo si può riaprire se non facendo progetti per il mese successivo, e non si tratta ovviamente di sogni di grande respiro.

Ma è anche vero che la dimensione, il grande e il piccolo, dipende dalla condizione in cui ci si trova. Per chi è in carcere, il cortile per l'ora d'aria è spaziosissimo anche se occupato da molti, e per chi è abituato ai palazzi, un appartamento di molti metri quadrati risulta addirittura angusto.

Al di là delle ristrettezze che riportano alla povertà e alla miseria, la maggior parte della popolazione riesce a conservare un surplus di denaro dopo aver speso per i bisogni essenziali, e questa è l'occasione per valutare se una persona è avara o prodiga.

A questo proposito occorre vincere il pregiudizio, che sembra imporsi fino a farsi scontato, secondo cui chi ha poco è necessariamente avaro, mentre ci si attende grande prodigalità da chi ha molte ricchezze. Queste caratteristiche, infatti, non dipendono solo dalla quantità di denaro, ma da tante altre variabili della personalità.

La prodigalità esprime il piacere di dare ciò che si possiede all'altro, ma soprattutto di dare se stessi, mentre l'avarizia è la tendenza opposta a non dare nulla di sé e di ciò che si possiede. Si potrebbe dire che l'avaro incorpora solamente, mentre il prodigo tende ad aprirsi agli altri e a condividere se stesso e il proprio avere. E questo atteggiamento opposto non si nota solo nel dare cose concrete, materiali, ma persino nel sorriso. C'è chi ignora l'altro quando gli si trova di fronte e comunque non lo considera, come se tutto il mondo fosse sconosciuto e rappresentasse un pericolo, mentre c'è chi sorride come segno di consapevolezza dell'altro, ma anche di curiosità e di voglia di condivisione e di relazione.

Nel primo caso il mondo è nemico, nel secondo è uno spazio in cui è possibile trovare delle amicizie e pertanto anche un grande amore. L'avaro è timoroso, chiuso, malfidente, non sa amare perché riduce l'oggetto d'amore a una ricchezza da incamerare, da chiudere in un forziere che si può aprire solo in caso di necessità. Il prodigo invece tende a vedere qualcosa di interessante in tutti, e si nega a qualcuno solo se si tratta con tutta evidenza di un nemico, di chi esprime senza un motivo ostilità se non addirittura comportamenti violenti. L'avarizia è stata associata alla stitichezza, espressione di chi si tiene dentro tutto, come se anche le feci fossero parte di sé: materiale potenzialmente utile e quindi da non espellere. Il prodigo invece è chi dona tutto di sé, un «libro aperto», come si dice popolarmente.

Sarebbe un errore limitare questi due comportamenti all'uso del denaro. Si può aggiungere, infatti, che nell'avaro domina la cultura del nemico mentre per il prodigo, fino a prova contraria, tutti sono degli amici con cui collaborare. Dalla prima posizione nasce la cultura della lotta, della guerra come mezzo per difendersi potenzialmente da tutti; dalla seconda idea invece ha origine la cooperazione, la disponibilità ad associarsi a ciascun uomo nella previsione che esiste sempre qualcosa di interessante e di utile da sperimentare.

In questo senso l'avarizia e la prodigalità assumono la dimensione di un test di personalità e non solo di un atteggiamento che condiziona il legame con il denaro.

Se l'uomo capisse la bellezza nel dare e nel donarsi, la società muterebbe il suo volto sgradevole.

Non voglio definire questi due comportamenti una virtù o un vizio, guardandoli come un atteggiamento positivo o negativo. Certo, però, il prodigo è non solo colui che dà, ma chi al contempo riceve e gode di questo effetto, mentre l'avaro ama tenersi dentro tutto e non sa di perdere ben più che somme di denaro, rinunciando a momenti di grande valore esistenziale.

L'avaro è il vero povero se misurato sul piano dei rapporti umani, mentre il prodigo accumula nella cassaforte delle sue esperienze, e non in un caveau di ferro, una quantità di valori straordinari.

Ecco ancora il facile gioco dei significati che la parola valore può e deve assumere. Non esiste solo il valore delle banconote.

È fuori di dubbio comunque che, in una società in cui il denaro è la misura di tutte le cose, l'uomo tenderà a custodire il proprio bottino con le guardie armate. Del resto se il prestigio dipende solo dalla ricchezza, allora è secondario come si accumula il denaro: anche il furto diventa lecito e contribuisce al valore di una persona.

Ancora una volta emerge come il denaro non risenta di una dimensione personale, ma prima ancora di un'attribuzione che deriva dalla società, e quindi dalla cornice in cui il singolo si trova a vivere. Ci sono società che si fanno irrespirabili per la loro avarizia e altre che invece si arricchiscono umanamente, proprio mentre si aprono le casseforti e i caveau.

Voglio insistere sul piacere di un sorriso, quell'espressione del volto che accompagna anche l'offerta di una moneta a una persona che tende la mano. Anche se la cifra è piccola, con quel sorriso diventa la più consistente della giornata. Vedere il povero come un uomo e non solo come uno che chiede un poco di denaro, considerare la sua condizione psicologica anche se magari, per quel giorno, ha più del necessario: tutto ciò trasforma il gesto dell'offerta in un incontro; non conta più solo quanto si è dato, ma come. Ecco la differenza tra ricchezza in denaro e in qualità umane.

Se potessi trasmettere la bellezza e la gioia che si ottengono dal rispettare gli altri senza pregiudizi, allora tutti sceglieremmo il bene e ci dimostreremmo disposti a compierlo sempre. La comunità cambierebbe colore, sarebbe gratificata dal dare e non solo dal ricevere.

Ci sono tre atteggiamenti di fronte a una persona che tende la mano, e in questo momento storico di forte crisi economica e di aumento dell'immigrazione, sono molte le mani che in una sola giornata ci domandano la carità.

Il primo atteggiamento è negare caparbiamente, convinti che ci siano altre maniere per ottenere del denaro, tutte meno passive: attraverso il lavoro. Si pensa che soprattutto nei giovani questo dovrebbe essere l'imperativo, lavorare anche se per poco, e persino lavorare per un tozzo di pane e mantenere così la propria dignità. Dunque sono sempre pronte le prediche ma non si dà nulla, decisi a non incrementare un costume che si condanna.

Il secondo atteggiamento, in apparenza contrario, è tipico di chi dà sempre nella convinzione di non poter giudicare mai, consapevole che l'offerta è un'occasione per mostrare la propria umanità, anche se solo per un attimo e attraverso il dono di una moneta. È l'incontro tra due esseri umani e la moneta è non il fine, ma il mezzo con cui quell'incontro si esprime. Contano anche i modi attraverso cui quella moneta è data: con un sorriso, oppure in cagnesco e con un'espressione di disgusto, quasi si chiudessero le narici per non respirare un'aria mefitica.

In quest'ultimo caso si getta la moneta con quella paura di contaminarsi tipica del *noli me tangere* e dei tabù di casta. Chi dona senza timore applica invece il principio del *nolite iudicare*: è consapevole di non aver mai visto la persona che tende la mano, sa di ignorare ogni suo aspetto, dalle condizioni fisiche alla situazione familiare, alla storia personale; come si fa a giudicare una persona senza sapere nulla di lei, senza nemmeno conoscerne il nome?

E allora si dà qualcosa, e quel gesto è accompagnato dal proprio augurio, forse perché quella vita che si mette all'angolo della strada o a un semaforo, tra il traffico convulso e i gas di scarico delle potenti auto e dei grandissimi Suv, è comunque al limite della possibilità di sopravvivenza. Chi altrimenti starebbe lì ore a drogarsi di rumore e di gas tossici? Certo, poiché sono molte le mani tese, non è possibile dare troppo a ciascuno, e allora chi offre prepara le monete e ne dà una pensando al prossimo semaforo o al prossimo angolo di strada, o a chi siede sulla gradinata della chiesa vicina. E dà con un sorriso.

Per sottolineare l'importanza del modo in cui si offre qualcosa, devo fare riferimento a quando si prescrive un farmaco a un paziente. L'accostamento sembrerà strano o paradossale ma non lo è, perché io so che il farmaco oltre ad avere un'azione propria, legata alla sua struttura chimica, agisce anche in funzione delle attese: il farmaco ha un effetto migliore se si è convinti che farà bene; e spesso, se è prescritto da un medico in particolare, si è addirittura certi dell'effetto positivo. Il modo in cui il medico prescrive il farmaco è dunque parte dell'azione farmacologica: l'effetto positivo non c'è solo quando la pasticca è assunta in presenza del medico di fiducia o dello specialista di fama, ma anche quando il medico non c'è.

Io sostengo che nell'assumere un medicinale, c'è un segno simbolico della presenza del medico che l'ha prescritto, e occorre che il paziente lo avverta. La pillola è il segno della mia azione, del mio rapporto con il malato. Se invece la prescrizione avviene in maniera anonima, come risultato di un contatto superficiale, burocratico e disinteressato, senza il minimo coinvolgimento nel dolore del paziente (in ogni malattia e in ogni richiesta di aiuto si esprime dolore), quel farmaco, con la stessa potenza chimica, non darà l'identico risultato.

Quanto ho ricordato rientra nel cosiddetto effetto placebo. A volte si porta al limite la situazione descritta, prescrivendo una pillola di zucchero senza alcun principio attivo, per verificarne poi gli effetti sulla salute del paziente.

Dal modo in cui si dà l'elemosina dipende anche il senso della sua consistenza e una moneta, per quanto piccola, può significare molto di più del suo valore convenzionale. Al contrario una banconota data con fastidio, come una liberazione, vale meno di un centesimo.

Il terzo atteggiamento nel fare elemosina è tipico di chi dà qualcosa per paura, come gesto scaramantico per non incorrere nella maledizione che il poveretto può liberare verso quanti non danno nulla, e dunque facendolo sentire inesistente. Un povero che non riceve nulla è un nessuno, chi trova risposta nell'altro diventa quanto meno un povero vivo, grazie a quella piccola attenzione. E la differenza tra essere vivi o morti è fondamentale, anche se la morte è in questo caso riferita all'immediato, alla morte psicologica e non a quella del corpo.

In questo caso la persona che offre la moneta non ama e non odia chi gli tende la mano, semplicemente assume una strategia nei suoi confronti. Cerca di evitarne la reazione negativa, non vuole subire offese o maledizioni e teme che l'incontro possa essere funesto, anche se il povero certamente non ha simili poteri: non starebbe all'angolo della strada. Chi lo incontra, però, si immagina le sue possibili ingiurie e sa che sentendole starebbe male, dovrebbe fare gesti scaramantici, avvertirebbe un senso di fastidio e allora dà. Si può dire che dà per sé, senza avere sentimenti nei confronti di chi chiede e riceve.

Io do sempre qualcosa e con un sorriso, con un saluto ed esprimendo un augurio, e mi preparo delle monete in tasca anche perché non voglio rientrare nel gruppo degli strateghi che cercano la moneta anche se sanno di non averla. Fingono di voler dare qualcosa, ma aspettano soltanto il verde del semaforo. Intanto il poveretto resta fermo davanti al finestrino e non si prende nemmeno la moneta che l'automobilista successivo ha già preparato.

Do una moneta ma con lo stesso stile con cui faccio una prescrizione medica, cercando cioè di mostrare la partecipazione che c'è dietro al gesto.

Occorre ricordare che gli atteggiamenti indicati possono cambiare se chi chiede denaro è il sacrestano della cattedrale o addirittura il sacerdote in persona, che è il rappresentante terreno di Dio. In questi casi si tende a essere più generosi. Se poi l'offerta va messa su un piatto davanti a tutti, *obtorto collo* si lascia pure qualcosa di più. Anche il linguaggio cambia: si parla di offerta e non di elemosina, anche se il gesto è simile.

Mi pare che in quest'ambito si possa considerare anche la modalità con cui i genitori danno i soldi ai propri figli. È un caso che sembra decisamente differente. Coinvolge, però, il sentimento di un padre nei confronti del proprio figlio, diverso quantitativamente ma non dissimile dal sentimento che si attiva nei confronti di un altro uomo, per esempio di un povero.

Se è vero che ammettiamo una continuità tra amore, amicizia, rispetto umano e solidarietà, questa associazione apparirà meno estrema.

Anche nel dare ai figli si esprime l'avarizia o la prodigalità dei padri e delle madri. E qui il *quantum* acquista un significato del tutto particolare perché è anch'esso strumento di educazione.

Occorre evitare che il denaro complichi le relazioni, o che addirittura le interrompa invece di favorirle.

Di fronte a un padre avaro che concede soldi a mille condizioni, una liturgia ripetitiva che richiama l'elemosina *stricto sensu*, il figlio tende a evitare questa esperienza frustrante e si rivolge alla madre, alla nonna o a qualche parente che non metta in scena la stessa forma di stitichezza relazionale. Il risultato è sempre un'interruzione, un ostacolo in più alla comunicazione tra due componenti della famiglia. Si può giungere a farsi dare il denaro da un amico o da persone estranee. Un'azione offensiva per i genitori, che la considerano irrispettosa nei loro confronti.

Non voglio insistere, come ci si aspetterebbe, in maniera particolare sull'avarizia. Preferisco parlare invece della prodigalità, che va attentamente valutata sul piano educativo, e dunque in un rapporto genitori-figli.

Ciò che si dà va calcolato in base alla precisa personalità del figlio, e al suo rapporto con il padre o la madre. Il denaro perde quindi il suo aspetto di semplice strumento d'acquisto. Diventa comportamento, e dunque si trasforma in qualche cosa che è oggetto proprio dell'educazione. Un esempio esplicito di come il denaro non abbia solo una dimensione economica.

Una seconda valutazione va fatta sulle finalità per cui si usa il denaro. In questo caso la prodigalità non può ostacolare le strategie messe in atto per aiutare la crescita di un figlio, perché altrimenti il gesto del dare finirebbe per diventare un'azione diseducativa.

Certo, gli esempi in cui lo diventa sono moltissimi. Si

pensi ai casi in cui il denaro viene speso tutto in alcol o in sostanze stupefacenti fuggendo dalle proprie responsabilità e dalla percezione di sé, che è la base dell'individualità e del rafforzamento dell'Io, senza i quali non c'è educazione.

Insomma, il prodigo che dice di no va contro il piacere che abitualmente prova nel dare, ma agisce sapendo che i no servono a far crescere, a non far sentire onnipotenti i figli.

In questa cornice la paghetta ai figli diventa una vera idiozia, una strategia errata perché dà agli adolescenti, e persino ai bambini, l'idea di essere autonomi e quindi di poter decidere senza la mamma e il papà. Un obiettivo sacrosanto, ma non in questa fase in cui invece è bene che la relazione con la madre e con il padre sia la più intensa e affettiva possibile. L'acquisto di un oggetto è un'occasione straordinaria per conoscere i desideri dei figli e per comunicare con loro, e tutto ciò verrebbe a mancare con la paghetta, che ha un unico vantaggio, ed è solo dei genitori. Permette di dedicarsi meno ai figli e più a se stessi, cominciando troppo presto a dire: «Sono fatti tuoi e pensaci tu». L'autonomia che la paghetta promuove è quella dei genitori e non dei figli, bambini o adolescenti.

Il denaro come occasione di educazione è un tema centrale ma, lo ripeto, in questo ambito perde il valore economico e acquista valore educativo.

E allora bisogna ridare nuovo senso sia all'avarizia che alla prodigalità. Occorre far capire ai figli come il denaro entra in famiglia e come viene usato nello stile familiare. La speranza è che non sembri una manna caduta dal cielo, accumulata per vie misteriose invece che con l'impegno e la serietà.

Anche se la famiglia ha molto denaro, grazie al successo professionale del padre o a un'azienda gestita bene, sarà meglio non lasciarne troppo ai figli perché una ricchezza eccessiva può diventare una vera malattia: i soldi perdono di valore, tanto ci sono sempre, e quanti se ne vogliono. Allo stesso modo si spera che la povertà non diventi un freno a ogni attività, anche alle più essenziali e utili; in questo caso il denaro è semplicemente un assente, di cui si sente in maniera ossessiva la mancanza. Né la ricchezza né la povertà sono condizioni ideali per un'educazione facile.

Antidoto alla paura

La seconda funzione del denaro è quella di amuleto, o comunque di antidoto, contro la paura. È un uso di particolare significato nel nostro paese, e ancora dominante nelle vecchie generazioni. I nonni quindi si differenziano nettamente dai nipoti, ma non sono più sicuro che la stessa distinzione valga anche per i padri nei confronti dei figli.

Il denaro in questo caso si pone come strumento per affrontare le disgrazie, le difficoltà certo presenti ma soprattutto future. Ci si immagina un tempo in cui le possibilità di guadagno saranno ridotte e non si potranno impegnare le proprie capacità professionali. Per questo si risparmia tenendo da parte del denaro, sempre pronto in caso di emergenza. La perdita del lavoro, infatti, equivale quasi a una paralisi motoria o mentale. Il manovale, colui che vive grazie alle proprie mani, se le sente paralizzate, ingessate se si trova senza lavoro, non gli servono più a nulla, e del resto non riesce in altro modo a guadagnare un salario. Così coloro che hanno un'attività di concetto, i colletti bianchi abili a fare di conto o usare la penna, se sono obbligati a stare a casa e non più in un ufficio, si sentono privati delle loro funzioni mentali, come capita a chi ha avuto un ictus, sia pure transitorio. Non mettono più nemmeno la camicia bianca, stanno in pigiama e perdono così anche quella divisa che li caratterizzava. Un informatico senza lavoro è come un computer con la batteria scarica. Un ricercatore senza microscopio non vede più nulla. Un artista senza mercato si trova al buio, non riesce a comporre un'opera né ad ammirarla.

Ma ci sono altri eventi che fanno sentire impotenti. Le recessioni economiche, per esempio, possono togliere lavoro a molte persone lasciandole in condizioni di povertà. I cosiddetti ammortizzatori sociali sono solo dei linimenti al male, non la cura. Già mettono in crisi chi li riceve perché non garantiscono lo stesso tenore di vita precedente. E poi muta l'atmosfera delle giornate, la speranza si affievolisce o addirittura muore.

La vera paura del futuro riguarda, però, soprattutto le malattie, che fanno sentire ognuno fragile, appeso a un filo di ragno. A mio parere questa è l'esperienza più drammatica per una persona. Basta un imprevisto e in un attimo si trasforma un'intera esistenza.

Non ci si pensa neppure. Si va in vacanza al mare e ci si trova coinvolti in un incidente stradale: si stava parlando di come trascorrere il tempo tra nuotate e gite in barca, e si finisce in un ospedale con una gamba ingessata.

Può, però, capitare un problema anche a un componente della famiglia che, se non sempre è unita, lo diventa almeno nelle disgrazie. Per esempio può succedere qualcosa a un nipote. È lì che ride felice e mangia noccioline, ma gliene va una di traverso e non riesce più a respirare. All'improvviso il mondo si fa nero, il futuro diventa drammatico, la vita appare appesa a un destino che l'uomo non può controllare.

Naturalmente la disgrazia maggiore è legata alla morte. Si perde una persona cara e ci si accorge di colpo della sua importanza. Continuare a vivere sembra impossibile e invece bisogna tentare di farlo.

In tutte queste evenienze, nella camaleontica capacità di presentarsi delle disgrazie, nelle infinite forme e negli stili del dramma e della tragedia, il denaro aiuta. Aiuta nelle cure, nell'accesso a cliniche private. Aiuta perché permette di far fronte al blocco dei guadagni del malato, o di chi per assisterlo non può più dedicarsi al proprio lavoro.

Ci sono le disgrazie provocate dalla natura, che non è possibile descrivere sempre con toni bucolici perché talora assume il ghigno del mostro. Basta un tornado o anche solo un nubifragio per provocare danni, scoperchiare la casa, o allagare le cantine con tutti i beni che vi sono contenuti. Basta una scossa sismica oltre un certo valore della scala Richter. Basta il boato di un vulcano, che guardavamo con interesse estetico e come una risorsa per il turismo, e che invece ha distrutto le nostre proprietà e quelle di altri. Allora la crisi si riversa sull'intera comunità.

Anche in questi drammatici risvegli della natura il denaro può aiutare. Aiuta a riprendere coraggio, a dare l'impressione di correre o perlomeno di muoversi, anche se con una certa zoppìa. Sempre meglio dell'immobilità completa.

Ecco la funzione del denaro risparmiato per il futuro e non impiegato per la vita vera, quella che si svolge nel presente. Si mettono da parte dei soldi per eventuali disgrazie, augurandosi che non debbano servire mai. Appena se ne sono accumulati un po', però, vengono in mente nuove calamità ancora più grandi. Bisogna risparmiare sempre di più, perché il metro di giudizio è uno solo: la paura del futuro, di un futuro pieno di disgrazie. Anche la paura ha una sua inflazione e il denaro per le sventure è soggetto anch'esso alla svalutazione.

Il contadino, almeno un tempo, teneva i soldi sotto il materasso perché non poteva lasciare in mani altrui le sue speranze di sopravvivenza. Sapeva bene che bastava una grandinata, non un terremoto, per rovinargli un intero raccolto. Sapeva bene che la malattia di una vacca, o di un paio di buoi, poteva complicare la vita di tutta la famiglia. Allora alzava il materasso o sollevava una pietra nella cantina e riprendeva a respirare.

Molti hanno imparato a delegare alle assicurazioni la gestione delle disgrazie, hanno dato il futuro in appalto, ma è stata una delusione. Le assicurazioni, sorelle gemelle delle banche, si sono comportate in maniera vistosamente disonesta e a volte hanno dato l'impressione di pensare più al proprio futuro che a quello dei loro clienti. Inoltre hanno un'organizzazione di tipo burocratico e si fa in tempo a morire prima di avere il denaro che serve ad affrontare un'emergenza immediata.

Il prezzo della paura è altissimo, almeno lo era per le vecchie generazioni, che giungevano a mettere da parte denaro solo per le disgrazie e mai per un po' di benessere, di cui pure avevano bisogno. Rinunciare al piacere per essere pronti ad affrontare il dolore. Lasciare da parte il bene e concentrarsi sul male possibile che, vissuto o pensato, diventa reale.

Non si tratta di pessimismo eccessivo, perché la cronaca è piena di cattive notizie, anzi si sentono resoconti fatti solo di disastri, come se il mondo non fosse altro che la rappresentazione di una serie di tragedie, uno spettacolo del male.

Non ha più senso leggere Euripide – il mio preferito rispetto a Sofocle ed Eschilo – perché adesso le sue opere si rappresentano nel mondo reale, quello che sta attorno a noi.

La paura costa enormemente e senza il denaro finirebbe per sopraffarci. Moriremmo di paura, non per il presente, ma per ciò che potrebbe accadere domani.

Così si vive sempre al minimo e i risparmi che potrebbero fare la differenza per una vita più comoda sono conservati per i momenti tragici. Il sogno è che quel denaro rimanga per sempre sepolto, tuttavia le disgrazie nella vita di ciascuno esistono e si scopre che il denaro serve veramente. Perlomeno permette all'individuo che lo usa di assumere un ruolo attivo, e non di subire il destino, un tempo attribuito ai capricci delle divinità.

Senza denaro, di fronte alla malasorte si rimane muti, pensando solo al senso della vita, come se l'impegno di tanti anni fosse stato vanificato e si espiasse una condanna immotivata inferta dalla sfortuna. Senza denaro il caso, il mistero o il dio del bene e del male rendono ancora più tragica la vita.

È inutile nasconderlo, ma nella valutazione dell'uomo la vita è ancora più triste se gli dèi combinano cose assurde. Pensare a una provvida sciagura è troppo, sembra un'idiozia: se si considera la distribuzione delle sventure, pur provvide, non si trova una logica, nemmeno quella del buon senso. Vicino a noi vive un delinquente che si arricchisce in maniera criminale, mostra potere e benessere, esprime chiassosamente la sua felicità, mentre noi soffriamo, e soffriamo persino di quel baccano. È difficile pensare agli dèi e pregarli in quei momenti, mentre è facile capire la bestemmia, che suona come un rimprovero pieno di disperazione.

In questo uso del denaro è centrale la dimensione del tempo, e vengono in mente Agostino e tutti i filosofi che si sono occupati di questa materia. Si vive di passato e di futuro, mentre ci si lascia scappare il presente, che è come un'ombra: subito si fa passato e ci accompagna in un tempo che forse non ci sarà, il domani.

La finzione del presente è ingabbiata tra i ricordi, che sovente sanno di tristezza e di malinconia, e il futuro, che si spera libero dalla sofferenza.

In questa prospettiva le banconote si colorano di tragico, perché quelle risparmiate servono solo in difesa dal male.

Se il dio del male non infierirà, resteranno inutili a svalutarsi, con sollievo di chi le possiede. La stessa felicità si lega quindi alla disgrazia, immaginata e mai giunta, o comunque arrivata in modo meno drammatico del previsto.

Il denaro per il futuro, il denaro per la paura.

Le nuove generazioni vivono cancellando il futuro, non lo sentono e sono alla ricerca dell'attimo fuggente, e forse ricordano il «Chi vuol esser lieto, sia: / di doman non c'è certezza».

Ma cos'è il presente senza il futuro e senza la memoria, che si porta dentro tutti i morti, le persone scomparse mentre volevano ancora stare al mondo per aiutare i loro cari che soffrivano?

È una domanda che ci accompagna in un labirinto, lasciandoci in un groviglio di sentimenti, in cui cerchiamo di vivere anche per i nostri morti.

Il futuro è pieno di accidenti e lo si vorrebbe almeno coprire di denaro, per renderlo all'apparenza meno tragico e non avere l'impressione di subirlo immobili.

Viene voglia di contrapporsi al destino, di cambiarlo, è il sogno di Prometeo che ruba il fuoco agli dèi, donando agli uomini il segreto della vita. È il sogno di Orfeo di sottrarre la vita al regno della morte, è il mondo delle illusioni, che si fanno delirio sul senso o non senso della nostra esistenza.

Ormai il denaro serve pure per morire, un evento vissuto sempre come una disgrazia perché l'uomo, pur non sapendo la ragione dell'esserci e della fatica di vivere, vorrebbe comunque restare in questa valle di lacrime. Anche morire costa perché occorre prendersi cura di un cadavere, del proprio cadavere, e non è possibile farlo direttamente. Bisogna comporlo, metterlo in una bara, sigillarla, poi trovare un loculo, una buca libera nella terra in cui seppellirla. E ciò comporta la cerimonia funebre con una liturgia religiosa o laica, che onori quelle ossa senza vita, e forse senza più l'anima, già volata da qualche parte.

Tutto questo costa e costa molto, anche perché spesso occorre ungere qualcuno persino per trovare posto in un cimitero di periferia. Solo pochi possono permettersi una sepoltura al Monumentale, e magari in una cappella gentilizia. Roba da straricchi.

Sempre più spesso è il morto che provvede in anticipo alle spese, non più chi gli sopravvive. Un figliolo fatica ad affrontare questi oneri e, se lo fa, rischia di maledire il proprio padre morto, perché gli rimane un mutuo da pagare per qualche decennio.

Allora bisogna firmare un contratto con un'impresa di onoranze funebri, specificando nelle clausole cosa si vuole, che legno si desidera per la bara, come decorarla, e soprattutto con che tipo di auto raggiungere il cimitero. E bisogna che qualcuno pensi a mettere un fiore sulla tomba, perché è drammatico averne uno di plastica che profuma di petrolio. Così si pensa alla propria morte condizionati dal denaro e ci si rende conto della propria avarizia o della prodigalità. Magari si risparmia su un cero troppo lungo e si sceglie una candela che dura poco, basta una folata di vento per spegnerla.

Oppure si cerca di risparmiare sugli interni della bara e ci si accontenta di poggiare le ossa su un telo in poliestere. Ecco la morte: denaro e tristezza.

Questa società, che ha ridotto tutto a una carta sempre più priva di valore, mercanteggia anche con la morte. Le imprese funebri corrono ad accaparrarsi gli estinti, mentre medici e infermieri le tengono informate aggiornando il bollettino dei moribondi, tutti potenziali nuovi clienti.

Non si può morire se non si hanno da parte almeno 4000 euro, e non per fare un viaggio in business class – il funerale è chiamato *the last trip* – ma con un biglietto *last minute*, per non far imbestialire i parenti. Ecco la morte come merce, dominata anch'essa dal denaro.

Con la morte già assicurata per il proprio futuro, spesso ci si deve occupare anche del paradiso e, indipendentemente dalla sua esistenza, una cosa è certa: costa.

Insomma, almeno qualche volta bisogna ricordarsi della morte e del *post mortem*. I catastrofisti lo faranno molto più degli ottimisti, presi solo dal bene e dal bello, e l'atteggiamento dei dubbiosi sarà diverso da quello di chi crede in un domani di misericordia. In ogni caso il giudizio universale farà molta più paura dei tribunali terreni, ridotti a una piccola farsa. «Se la giustizia umana facesse giustizia, povera giustizia.»

Ci sono gli entusiasti del bene, ma anche quelli che vedono il male dappertutto: i primi si aspettano sempre rose e fiori, i secondi in ogni momento dolori e persecuzioni. Un trappista che gira sempre con un teschio in mano come *memento mori* pensa alla fine certo più di un gaudente che passa l'esistenza nei locali del piacere, come il Billionaire.

La morte è una realtà, anche se nessuno la conosce nella sua essenza e nelle sue espressioni. Molti hanno scritto trattati enormi, ma gli unici che la conoscono sono sempre rimasti zitti.

Devo ammettere che i meno preoccupati dalla morte sono gli atei, coloro che negano un senso agli dèi. Senza un dio non si può pensare a un luogo di beatitudine e naturalmente – non è poco – nemmeno a pene eterne, come quelle dell'inferno. Gli atei credono che tutto finisca in una polvere ricca di carbonato di calcio – per via delle ossa – dispersa come sabbia nel deserto del nulla. Dovrebbero essere felici di trovare il nulla dopo la morte. Se così fosse, il male sarebbe creato dall'uomo verso l'uomo. Per eliminarlo e vivere tutti più sereni, basterebbe una morale terrena come guida del nostro comportamento.

Tutti gli atei che ho conosciuto, però, mi paiono in realtà molto preoccupati e impegnati a dare il maggior senso possibile alla loro esistenza. Mi pare anche che il loro ateismo sia assimilabile a una religione, perché comunque si fonda sul credere. Se non è facile dimostrare l'esistenza di una o più divinità, è altrettanto difficile negarla: un'opera sull'inesistenza di Dio sarebbe sicuramente più voluminosa di un'opera che ne dimostra l'esistenza.

Di certo se non esiste il dubbio nell'ateo, è perché ha grande fede nell'ateismo, non perché abbia prove decisive. Inoltre nessuno dei miei amici atei è privo di atteggiamenti e comportamenti che a tutti gli effetti richiamano la liturgia e la sacralità.

Tendo a pensare che l'ateismo sia una forma di religione, professata e divulgata. L'ateo è un vero apostolo del Nulla. Ha bisogno di parlare del Nulla, del Caso, di un Architetto del sistema organizzato dell'universo, tutto al maiuscolo, e finisce per dare dignità di Dio a questi termini.

Credo che tutti gli uomini avvertano il senso del sacro, del mistero, dell'ignoto, dell'incomprensibile e dell'indicibile. Questo sentimento si rivela soprattutto quando si è presi dall'angoscia e dalla paura, e in particolare quando ci si trova di fronte alla morte, che pur non essendo facilmente definibile è per tutti l'opposto della vita. La sacralità esprime la condizione di dubbio, di limite dell'uomo.

Ai materialisti più strenui basterebbe ricordare come l'uomo sia capace di formulare domande precise e profondissime, ma riesca a fornire in molti casi solo risposte superficiali. Anch'essi si renderebbero conto che c'è un abisso tra domande e risposte. Perlopiù si dichiara di non sapere abbastanza, senza, però, formulare un pensiero profondo e drammatico come il «so di non sapere» socratico, che è una risposta alla vita e al senso dell'uomo.

Rudolf Otto, l'antropologo del sacro, diceva che come esiste una forma mentale per la razionalità, quasi che il principio di non contraddizione fosse stampato nella carne, così ne esiste una per il *nouminosum*, che è appunto l'irriducibile alla ragione e si può definire come il fascino per ciò che attira ma spaventa. Si potrebbe pensare a una mente bio-pluricamerale con una parte per la razionalità, che porta anche a diventare atei e a crederci, e una parte in cui invece ci sono il dubbio, l'angoscia, la paura, il bisogno di amare, che nessun sistema razionale comprende.

È proprio sulla scia del sacro che nascono gli dèi, perché il *nouminosum* solleva questioni la cui risposta sta nel Cielo o nella polvere più fine dell'ateismo.

In sostanza le religioni cercano di risolvere le esigenze del sacro, ma senza soddisfarle mai. Non conosco popolazione tra le molte in cui ho vissuto come antropologo della follia – e non tra persone che fossero alla ricerca di soluzioni religiose – che non tentasse di soddisfare le esigenze del sacro, un bisogno legato fondamentalmente ai sentimenti. Ma non per questo si è fatto ricorso ai princìpi di non contraddizione, di causa ed effetto, di causa efficiente e agli altri indicati da Kant come i sostegni della razionalità.

Le culture possono avere credenze animiste, per cui le cose non sono riducibili mai a semplice materia, oppure riempirsi di dèi e rispondere a ogni interrogativo inventando o disturbando una divinità, come nella Grecia antica e persino nella Roma imperiale. In alcuni casi prevale l'idea di un solo dio, anche se i diversi monoteismi si distinguono per la loro concezione di Dio e della sua logica.

Ci sono infine gli atei che considerano dio l'uomo. È successo per esempio con la Rivoluzione francese, che ha portato sull'altare la ragione. Più tardi, però, Napoleone ha sostituito la dea ragione con il proprio culto personale e si è incoronato dio. Le grandi monarchie hanno questo stigma: riportano in Terra l'empireo e naturalmente, dal momento che bisogna identificare un dio, dichiarano dio il re.

Le grandi religioni, sin dall'antichità, sostengono che c'è una vita dopo la morte e che anche il morto ha dei bisogni da soddisfare. Così nelle tombe si sono trovati forzieri pieni di monete e di preziosi, proprio per permettere al defunto di comprare ciò che serve nell'aldilà.

Quando non era possibile riempire la tomba di oggetti di valore, si è abbondato con cibo, suppellettili, strumenti d'uso comune, utili a vivere in modo frugale, ma mai in un futuro di polvere. In Cina un grande imperatore si è portato nella tomba diecimila soldati di terracotta, un intero esercito armato di tutto punto e pronto a combattere.

Questa digressione dà un'idea di quanto costi il *post mortem*. Per noi stessi e per chi ci ha preceduto nel nulla o nel regno dei cieli. Ancora oggi se uno pensa di poter fare qualcosa per garantirsi un posto in prima fila, allora è bene che si attivi e faccia investimenti a questo scopo. Così si accorgerà che non sta più risparmiando in vista di una disgrazia possibile, ma si sta impegnando già in previsione della morte, un evento inevitabile.

In fondo è questo il senso della scelta di un eremita. Restare attaccato alla terra, sostenuto da un corpo sottile come uno stelo in attesa di andare all'altro mondo, quello vero e significativo, che dura per sempre e non è transeunte. A pensarci bene la strategia non è affatto sciocca, anche se è attenta al *post mortem* più che al tempo dell'esistenza. L'eremita anticipa la vita del paradiso e si distacca dal mondo per stare più vicino al Signore in un modo che non sarà quello celeste, ma gli assomiglia più della vita attiva. Pensando al Cielo, infatti, tutto diventa ridicolo e inutile.

Le diverse idee sul futuro condizionano anche il senso dato al denaro. Il futuro può essere il vero obiettivo dell'esistenza, oppure essere negato e ricondotto al tempo che passa, al qui e ora.

Ebbene, una proiezione totale nell'eterno cancella il senso dell'esserci e toglie valore al denaro. L'eremita e il monaco che si chiudono in una cella e non si occupano degli altri viventi, negano il mondo nella sua realtà concreta per investire sul futuro, che è un'immagine incerta, almeno per chi vive solo di terra, infangato nella sua melma.

Al contrario l'empirista attaccato al presente e all'iperconcreto fa tutto di corsa, vuole concretizzare il più possibile, cerca esperienze che il giorno seguente forse non potrà più provare. Quindi spende il massimo possibile, vedendo nel denaro solo ciò che riempie la vita. È come il bulimico, che davanti a trenta bignè non resiste e li mangia tutti, non concepisce di lasciarne uno per l'indomani, perché è un'idea che si colloca fuori della realtà, non solo quella presente, ma anche quella immaginabile. Il futuro è semplicemente un'espressione verbale priva di significato. Lo stesso vale per il sesso o per gli oggetti. Domina la voglia di cambiare, di cambiare ciò che è stato appena cambiato.

Questo atteggiamento ha un grandissimo seguito. Non si arriva sempre all'abbuffata, ma quanto meno al consumismo.

La bulimia si nota con molta evidenza nei nuovi ricchi, soprattutto se baciati dalle fortune più o meno bendate della finanza o dai guadagni della criminalità. In entrambi i casi non sono richieste né competenze particolari né grande cultura, c'è spazio invece per l'ignoranza e la disonestà. Ebbene, in questi casi l'arricchito vuole fare tutto senza pazienza, ammucchia iniziative con la smania di ottenere tutto quanto non ha mai posseduto. Allora si costruisce una villa, e poi corrompe qualcuno per piazzarle accanto una dépendance, poi ancora sette garage e una serra, che ha visto in televisione in un momento di pausa, e poi vuole anche dei cani, perché sono il simbolo di uno stile di vita e di bellezza, e li decora di nomignoli un tempo usati per i foxhound dalle nobildonne e dai gentiluomini a cavallo durante la caccia alla volpe. Ecco allora che in un angolo della tenuta costruisce anche un maneggio, poi, però, sente un notturno di Chopin e si compra tre pianoforti, affiancati uno all'altro davanti al grande biliardo.

Così rovina ogni cosa che fa dimostrando solo la sua bulimia rispetto a tutto quello che può ottenere col denaro. Non si gode mai nulla perché sta sempre costruendo qualcosa di nuovo, che ancora non ha, pronto a metterlo insieme a quanto ha appena fatto e pensa di rifare. Subito deve occuparsi della seconda casa al mare, ma anche dello chalet in montagna, e poi, se vanno di moda le isole, pensa a una villa in una baia dei Caraibi.

Potrei continuare e non farei altro che la cronaca di qualche storia di cui sono stato testimone, con protagonisti che dimostrano la loro criminalità e ignoranza.

Questi casi estremi ci spingono a fermarci, anche se brevemente, sulla combinazione ricco-ignorante. E spesso, tanto più ricco quanto più ignorante. Un binomio sempre più frequente oggi mentre era raro, se non addirittura impossibile, nel passato.

I facili arricchimenti, soprattutto quelli fuorilegge o al limite della legge (si fa quel che si vuole con carte a posto ma ottenute in maniera illecita), hanno come protagonisti persone veramente ignoranti, che non sanno cos'è la cultura, cos'è il dubbio che porta alla meditazione. Gli unici loro ragionamenti servono a trovare qualche escamotage per evadere il fisco, per imbrogliare, per delinquere.

Ebbene, è sempre più evidente che è possibile fare denaro senza cultura, senza nemmeno leggere un libro o un giornale, semmai stando un poco davanti alla televisione. Tutto questo ha favorito in molti la bulimia delle cose, l'acquisto sfrenato senza gusto e senso estetico, due qualità che hanno richiesto secoli per svilupparsi. Così si vedono insiemi orripilanti, cose ammassate senza un ordine, simili ad accampamenti in cui passare la notte senza preoccuparsi del domani. È come se servisse soltanto una risposta al bisogno di dormire o di sfamarsi: non serve un manicaretto, basta un bidone di pasta e fagioli.

Di fronte a questa situazione vengono in mente i ricchi di un tempo, colti e dotati di gusto, pronti a chiamare Rembrandt o Velázquez per un ritratto. Viene in mente persino un papa come Giulio II.

Si può pensare alle grandi certose o alle case patrizie ora trasformate in musei di famiglia.

L'abbinamento denaro-cultura forma un terreno ben diverso rispetto all'accoppiata denaro-stupidità.

Ci sono monumenti all'ignoranza più turpe, presuntuosa e becera. Allora viene voglia di antica nobiltà e di ricchi che sappiano cosa sono la bellezza e il gusto. Invece del piacere ridotto a orgasmo, viene da pensare alle case dei ricchi viennesi che invitavano Mozart con i suoi quartetti, o alle cattedrali, magari costruite per un dio che non c'è ma in cui si poteva ascoltare la *Missa in do minore* del grande Amadeus. Oggi nei bunker del cattivo gusto ci sono solo escort che si spogliano per mostrare i loro corpi, bellezze che sanno di prostituzione e di volgarità.

E sia chiaro che io conosco, credo abbastanza bene, qual è stato il costo di ricchezze come quelle dei Medici o degli Scaligeri, degli Este o dei Gonzaga.

Sono certo, però, che di questo pattume di ricchi bulimici non resterà nulla se non il delirio imputridito delle loro piccole menti.

Lo riconosco, sono considerazioni stimolate dal fastidio per il mondo che mi circonda e che sta per soffocarmi e, sebbene consideri con distacco la ricchezza del passato, non posso dimenticare quella del tempo presente, che con il suo consumo continuo, tutto e subito, non lascerà ombra di sé in alcun museo. Resteranno solo discariche e rottami di auto che rischiano di diventare quasi eterni, perché il vento fatica a cancellare la carcassa di una Ferrari, di una Cadillac o di un gigante della strada con rimorchio. Di questo mondo idiota rimarranno soltanto macerie.

Il denaro dovrebbe associarsi solo alla giustizia e alla considerazione dell'altro. Anch'io ho vagheggiato il grande sogno della ricchezza distribuita, e le mie letture sul marxismo e le crocette dei miei sogni poste sulle schede elettorali ne sono una concreta, anche personale, prova. Se, però, proprio devo scegliere tra i nuovi ricchi e le colte famiglie del nostro passato, non ho alcun dubbio.

Il bulimico non ha futuro, mentre le famiglie che avevano un ruolo nella storia almeno pensavano a costruire qualcosa che avesse un senso, sul quale si potrà anche discutere, perché sappiamo bene che talora le grandi storie hanno generato tante vittime. Ma oggi resta solo un'ignoranza attaccata al denaro come unica risorsa. Così nel migliore dei casi si sceglie la furbizia, nel peggiore si arriva alla delinquenza. Il denaro in mano agli ignoranti è come una pistola tenuta in pugno da un bambino o da un serial killer.

Conoscevo la stupidità, ma non l'avevo mai vista così diffusa assieme al potere, grande o piccolo che sia, e veramente mi fa paura oltre a darmi un fastidio ormai insopportabile.

Il denaro non può diventare un'arma in mano agli stolti, ai professionisti del malaffare, a politici che traggono dal loro potere solo denaro, gente che pensando a una legge da emanare calcola quanto denaro potrà intascare per sé e non certo per le casse dello Stato.

È meglio tornare a parlare del futuro a cui pensa la gente comune, quando mette da parte del denaro per non trovarsi un giorno priva di ogni sostentamento, come essere morti da vivi.

La paura del futuro aumenta in tempo d'incertezza, in un tempo come il nostro in cui tutto sembra appeso all'ignoto, come se la vita fosse un'avventura drammatica e domani potesse non sorgere il sole.

Un clima in cui l'uomo sente che il destino non è nelle sue mani e, anzi, non sa nemmeno dove possa trovarsi, perché persino la fede nelle religioni è crollata e i templi sono vuoti, come se il Dio che conoscevamo fosse morto e i suoi sacerdoti scappati dalla vergogna: non per i peccati dei fedeli, ma per i propri; non per i vizi del popolo, ma per i propri abusi su quei piccoli che descrivevano come l'immagine del bambino Gesù.

Il nostro è un tempo d'incertezza che mette in crisi l'idea di futuro e aumenta la paura, e si sa che alla paura si può rispondere solo con la fuga oppure aggredendo il nemico, vero o presunto; e nell'incertezza diventa un potenziale nemico anche la propria madre, e così domina la violenza che fa danno e produce morte.

Un'incertezza che riguarda non solo la ragione e le istituzioni che dovrebbero fondarsi su di essa, ma anche le relazioni tra gli individui, i sentimenti.

E così oggi poni la tua fragilità nelle mani di qualcuno che ti sta tradendo e domani ti dirà che se ne va con un'altra persona. E rimani solo, senza quel legame a cui avevi dedicato tutto, anche la tua speranza. Ora sai che ti aspetta maggiore fatica e maggiore solitudine.

Il denaro aiuta a vivere, contribuisce a dare un poco di sicurezza ma non garantisce il futuro, che rimane incerto anche se poggia su speranze di cartamoneta.

Occorre ritornare all'amicizia e alla solidarietà, che offrono un consistente aiuto anche se non si dispone di un forziere. Solo gli uomini possono dare sicurezza ma, se si trasformano in pezzi di legno, qualsiasi somma depositata in un istituto di credito è illusione. Il denaro anzi è una delle illusioni più pericolose, perché accumularlo senza perdere la propria dignità è difficilissimo.

Nelle sedi del potere ci sono troppi sciacalli ed è elevato il prezzo da pagare per rimanere onesti. È più facile diventare piccoli criminali, nascosti dietro criminali più grandi che parlano di morale e presiedono comitati etici.

Di questo abbiamo già accennato, ma non poteva mancare un riferimento in una sezione in cui si parla del denaro come strumento per il futuro, per lenire la paura che talora si fa panico. Si può giungere ad avere paura di tutto, persino di se stessi, e di fronte a questo nemico non è possibile né scappare, perché lo si porta dentro, né essere violenti, a meno di non suicidarsi per ammazzarlo.

Decorazione

La terza funzione del denaro è quella decorativa. Il denaro come imbellettamento, come simbolo che ci si porta addosso.

Verrebbe immediata l'associazione con la donna, a volte trattata come oggetto di bellezza, ma subito bisogna correggersi perché la bellezza oggi ha assunto una dimensione che non esclude nessuno e nessuna, nemmeno i vecchi. Ed esiste un look alla moda anche per i bambini.

Si dovrebbe meditare molto di più sulla funzione del bello in questa società che al contempo sembra sfasciarsi e morire, finendo magari per decorare la morte stessa; un po' come si è fatto in altri periodi della storia, quando la morte arrivava a danzare e dominava il fascino dell'orrido.

La questione che mi pongo è se veramente si sappia distinguere tra bello e brutto, o se non ci sia una tale confusione tra i due termini da spostarli a piacere da un estremo all'altro.

Devo ancora riferirmi, per analogia, a una difficoltà professionale, alla distinzione tra normalità e follia, tra matto e sano di mente o addirittura tra saggio e squilibrato.

Definizioni che variano con il tempo, con gli ambienti in cui ci si trova, con le culture e con i criteri individuali, che sembrano non seguire alcuna regola.

Una confusione che tuttavia non rende meno decisa l'affermazione che questa è l'età del bello; anzi la confusione porta a chiamare bello anche l'orrido, ma non per questo mutano il comportamento e gli sforzi per raggiungerlo o aumentarlo.

Un intervento di plastica al seno o al naso può apparire un orrore perché sa di falso, ma è apprezzato da chi lo ha voluto con tutte le forze, e spendendo molto denaro.

Quel tatuaggio, che ha procurato dolore e che ha decorato in maniera dozzinale un ventre, è all'insegna del bello? E quel leader della storia, quel Che Guevara che ha alimentato il sogno di intere popolazioni, posto su quel deltoide è veramente bello? Non è forse più efficace per ricordare le sue idee tatuare la mente con l'analisi seria del suo pensiero e della sua azione?

Lo so che il bello si pone non in sé ma in una relazione e questo complica le cose ancora di più.

Il bello deve avere un riconoscimento; così un dipinto per diventare parte della storia dell'arte deve essere apprezzato e non soltanto piacere a chi lo ha creato. D'altra parte ci sono opere che l'autore avrebbe distrutto e che poi il tempo ha acclamato come capolavori. Kafka pregò il suo amico Brod, mentre era sul letto di morte, di distruggere tutti i suoi scritti. Per fortuna non lo fece.

La moglie di Gide distrusse tutte le lettere a lei indirizzate quando venne a sapere che lui aveva una relazione omosessuale e la condanniamo non perché la sua motivazione fosse debole, ma in quanto ci ha privato di un pezzo di storia e di letteratura.

Insomma, prima di parlare del rapporto tra denaro e bello dovremmo premettere una serie di approfondimenti che porterebbero a smarrirci in un percorso di certo non lineare, come sempre quando si parla dell'uomo, che non è un meteorite, un oggetto fisico.

È certo che per molti è bello ciò che per altri non lo è, e alcuni nascondono parti del corpo che altri, al loro posto, esibirebbero andandone fieri.

È evidente del resto l'associazione tra bellezza e corpo. Dunque dicendo che questa è la società del bello, si afferma al contempo che è la società del corpo.

Poiché poi il corpo è ridotto alla superficie di un individuo, allora s'impone un'altra identità: quella tra la società e l'uomo di superficie.

Non si parla di bellezza del fegato, della milza o dell'intestino, nemmeno fermandosi all'intestino tenue per non scendere troppo in basso. Del corpo conta la pelle. Se c'è interesse per qualcosa che non è in superficie, è perché è comunque visibile, come nel caso dei denti.

La bellezza oggi è associata al denaro perché si è decretato che non è mai naturale. La si può raggiungere solo attraverso correzioni costose, con la chirurgia estetica, le creme, il trucco e poi l'abbigliamento. Da tutti questi trattamenti una persona esce mascherata. Così la bellezza sembra esistere solo come artificio.

L'espressione più strana e folle di questa convinzione va ricercata tra gli adolescenti che, indistintamente, si percepiscono brutti e sognano la metamorfosi. Per questo cercano di coprire la vergogna del loro corpo, mentre quando li guardo a me sembrano belli. Se poi faccio il confronto con la mia adolescenza del dopoguerra, li trovo degli adoni e delle veneri. Ma a loro non bisogna dirlo perché interpretano il giudizio positivo come una tecnica incensatoria, che mette ancor più in evidenza lo stato pietoso in cui credono di trovarsi.

Molti spendono per la bellezza parte rilevante dei soldi di cui dispongono, e il mercato del bello non mostra mai alcuna flessione, nemmeno oggi, nel periodo di grave crisi economica in cui ci troviamo.

Se non si è belli ci si butta via, come a offrirsi gratuitamente sapendo che si è repellenti.

La bellezza è vissuta come ossessione. Da qui derivano patologie come l'anoressia che tende a negare il corpo, oppure la bulimia che lo sfascia e lo abbrutisce oltre ogni limite. L'obiettivo in questo caso è mostrarsi orridi, un cumulo di immondezza, come si fosse cadaveri; così ci si uccide e si esce dal mondo del visibile e dei corpi che si muovono sgraziati, perché nessuno ti guarda e dunque non esisti più.

Condanno ogni comportamento pubblico che esalta la bellezza fisica. Sono indignato che si guardi solo al corpo e non si parli di bellezza della persona valutando anche il portamento, la grazia, lo stile, la classe e un'infinità di altri termini desueti che nella storia si sono fatti sentire, ma che ormai sono morti. E pare difficile fare rinascere qualcuna di queste qualità, perché sembrerebbero ormai semplici premi di consolazione. Un po' come accadeva un tempo quando si diceva di una: «È bruttina ma intelligente». Suona come un'offesa che merita un esposto all'autorità giudiziaria. Oggi si vuol essere belli nel corpo, *et sufficit*. Non c'è altro sostantivo a cui poter associare lo stesso aggettivo: bello.

La cultura non è mai bella. Lo stile non è mai bello, anzi può ridursi a un trucco con cui coprire il fallimento di un corpo distante dai modelli proposti come esempi aurei.

Non è nemmeno possibile guardare una singola parte del corpo, soffermandosi per esempio sul viso, sulla sua espressività, sulla capacità di mostrare i sentimenti quando non è incipriato o truccato come la maschera di un clown.

Deve essere bello tutto: non è accettabile avere un seno angelico e un sedere da matrona. E tutto va modificato perché il mercato ha decretato questo principio: il corpo si può cambiare, in ogni sua parte.

Oggi si fanno trapianti del volto per i grandi traumatizzati, ma si giungerà presto anche a queste manipolazioni vaste e complesse in nome del bello. Perché o si è belli, e allora si può affrontare la vita, oppure si cammina da cadaveri.

Ma ciò che più mi colpisce e rattrista è il modo in cui molti anziani ricercano il bello, assieme naturalmente all'efficienza di un corpo che nasconda l'età reale.

Ero abituato a considerare la bellezza del vecchio rapportandola alla sua lunga vita e ai cambiamenti del corpo, che anche in questa età mostra una sua bellezza, seppur diversa da quella giovanile. Insomma, per me la bellezza si legava al mutare delle età, con tratti fisici capaci di raccontare la vita di una persona.

Mi piacevano moltissimo gli autoritratti di Rembrandt eseguiti nella fase avanzata della sua vita, e mi piacevano anche quei cappelli che lo adornavano in maniera strana e giocosa.

Confrontando gli autoritratti di molti pittori che hanno usato come modelli il proprio volto o il proprio corpo, ho notato trasformazioni straordinarie nelle espressioni. Sono affascinato dalla vecchia del Giorgione con quelle rughe piene di storia, la mimica triste e un po' vergognosa. Quando apro l'album delle fotografie di famiglia e rivedo mio padre nel tempo che passa, mi pare che quei capelli bianchi siano bellissimi, che quelle pieghe sulla fronte, la pelle sempre più spessa e il viso che si allunga rappresentino metamorfosi straordinarie. Lo rivedo con le sue sopracciglia che sembrano folli, gli occhi che col tempo diventano sempre più piccoli e scuri, come se si fossero concentrati.

Ora non è più così, la bellezza non ha modelli distribuiti nelle diverse età, ma un solo riferimento, e allora i capelli devono esserci innanzitutto, ed essere neri come quelli dei giovani, a costo di trapianti faticosi, noiosi, e anche incerti. La schiena deve essere dritta e il petto in fuori, senza mostrare quelle curve che ricordano la fatica e il peso degli anni. Del resto anche le prodezze *intra crura* sono destinate a cadere, è parte della vita, del suo lento consumarsi, e invece oggi, a letto, anche gli anziani devono mettersi sull'attenti, come di fronte a un caporale maggiore che esige da loro il presentat'arm.

Insomma, la bellezza del vecchio sta nella sua trasformazione giovanilistica e quindi nel sapere nascondere, e in questo caso imbrogliare, l'anagrafe.

Provo grande tristezza e talora, come ho già espresso in altre occasioni, immagino con soddisfazione di diventare un vecchio brutto, così brutto da fare schifo, piegato in due e con la bava alla bocca e naturalmente bagnato di urina nonostante il pannolone.

Non si può ridurre la vita d'un uomo alla visione della sua superficie. E per questo mi indigno con i vecchi che stanno a questo gioco e per sentirsi giovani cambiano spesso moglie o compagna. Molti fanno nuovi figli anche in età avanzata per non pensare ai figli dei precedenti matrimoni che, avendo a loro volta generato, li hanno ridotti a nonni, una parola che richiama la loro vecchiaia.

Già del resto si propone una diversa denominazione, meno offensiva. Meglio essere chiamato *grandfather* e trasformare i nipoti in *grandchildren*.

Se ci si porta nel talamo una persona che ha quarant'anni di meno, prima di spogliarsi bisogna avere tutto a posto e simulare l'età che meglio affronti la situazione. Così una donna, se sta con un gigolò dai pettorali scolpiti, deve avere almeno la pelle del ventre tirata e il pube pettinato e coperto di tinta scura, o magari di un fucsia acceso che fa pensare a un fiore e non certo alla vecchiaia.

Se questo è un uomo, o se questa è una donna, entrambi sono cretini.

Bisogna poi rilevare un problema che questa società del bello ha creato nel rapporto tra generazioni, tra i padri e i figli. Fino alla Seconda guerra mondiale (si sa che i grandi riferimenti storici sono state le guerre ed è difficile allontanarsene) il corpo di una madre di 40 anni e di una figlia di 16 erano agli antipodi. Bastava che alla donna mancasse un dente davanti, e se gliene cadevano due passava pure per strega. Se poi, com'era prassi, la madre aveva allattato due o tre figlioli fino all'età di un anno, si ritrovava con mammelle che sembravano impiccate.

La figlia adolescente non avrebbe mai potuto considerare la madre come una concorrente sul piano della bellezza e del fascino. Mentre è esattamente quello che succede ora. Ci sono madri con denti lustrati, seni che non hanno conosciuto allattamento, abiti che solo a vederli provocano desiderio, mentre le figlie a volte sono ancora all'oscuro delle tecniche di seduzione.

Può accadere che i ragazzi che vanno a trovare una compagna di scuola per fare i compiti con lei, rimangano colpiti dalla madre, sognando persino di portarsela a letto. E vista la situazione, la figlia scoppia in una crisi di pianto disperato. La madre come concorrente, non come riferimento rassicurante; come modello non certo etico, ma estetico o seduttivo.

Ci sono poi i casi in cui le madri hanno la stessa taglia delle figlie, indossano gli abiti delle ragazze, e stanno addirittura meglio. Ancora più drammatico è il caso in cui la madre è una silhouette, mentre la figlia si lamenta per un po' di cellulite e di sovrappeso. La madre mostra le proprie cosce facendole sognare alla miserabile figliola, che si sente brutta e vorrebbe avere il corpo della madre.

Questo delirio di bellezza ha stravolto il modo in cui i figli percepiscono le madri.

Naturalmente lo stesso accade con i padri, che praticano sport e sono nuotatori di livello. Al loro confronto quei figli pieni di brufoli sono delle schiappe. Ecco il padre che domina la scena e non lascia spazio ai tentativi sia pure grossolani del figlio, che cerca nel padre un aiuto e un esempio per costruire la sua identità di adolescente in crescita faticosa.

La bellezza ha sovvertito le famiglie e ha cambiato i connotati delle persone e le motivazioni per vivere. La vita è il corpo e il confronto con quello dei propri genitori non diventa consolante, ma perlopiù porta alla disperazione e all'invidia.

Ho citato il caso di una quarantenne, ma spesso si sottolinea anche il fascino delle cinquantenni, e già si parla dell'erotismo dei 60 anni. Basta curare il corpo con ginnastiche o pratiche orientali, indossare abiti giovanili, scegliere un look da ragazzina. Un insieme che fa della vecchiaia un *boudoir* e un giardino delle delizie. Grazie al jogging, al tapis roulant in camera da letto, alla cyclette in cucina, all'alimentazione che tiene conto solo dell'estetica.

Si arriva alla cura del corno di rinoceronte, grattugiato con un poco di pepe e una spolverata di grana giovane, non più di nove mesi di stagionatura. Con programmi di questo tipo, tutto il tempo è dedicato alla superficie e non rimane nemmeno un minuto per chiedersi che senso abbia questo atteggiamento, se non sia semplicemente un'illusione di eternità. Il sogno di tanti divi e politici, destinati anch'essi comunque a crepare.

Lo scopo di questi travestimenti è sembrare quello che non si è, mostrare un Io falso. Ci si trasforma in piccoli attori che si muovono solo in superficie e hanno il letto come palco su cui recitare. In altre platee sembrano invece ridicoli e fanno piangere.

Non esiste più un solo albergo che riceva i clienti dando una stanza per dormire, tutti offrono almeno una sala per il bagno turco, una massaggiatrice, un luogo dove nuotare e una piccola beauty clinic.

La bellezza sta dominando il mondo e ne nasconde il vero significato. Un mondo folle, falso, ma elegante e probabilmente bello. Tutti parlano di bellezza e delle pratiche necessarie per conquistarla. Ci sono eroine che dedicano tutto il tempo al proprio corpo, ma non sono altro che corpo.

È importante del resto che non parlino, o almeno che non lo facciano usando il cervello, perché allora si capisce che la bellezza è vuota e che il corpo è un sacco gonfiato. Basta un forellino e come una camera d'aria si sgonfia ed è da buttare. Per questo bellezza vuol dire anche salute, e un mal di pancia può diventare un dramma al cui confronto l'*Edipo re* di Sofocle sa di commediola all'italiana.

Il mercato della bellezza ha raggiunto profitti enormi e sta producendo scoperte impensate fino a qualche decennio fa.

Una delle più significative e straordinarie riguarda proprio il legame tra bellezza e salute. Alcune ricerche hanno dimostrato che la bellezza, generando gratificazione e quindi felicità, ha un effetto positivo sulla salute del corpo. Si è scoperto un legame sostanziale tra affettività e funzionamento del sistema immunitario, che sovrintende anche alla moltiplicazione delle cellule. Per cui si è giunti a sostenere, sulla base di evidenze sperimentali, che le persone insoddisfatte e depresse sono meno protette dalle malattie, sia dalle patologie provocate da batteri esogeni sia dalle malattie proprie delle cellule che portano ai tumori.

La depressione è una condizione di malessere in cui ci si percepisce non solo brutti, ma anche inutili, anzi dannosi. Si è vittime di un senso di colpa drammatico e insanabile, e questo giudizio – interiore si potrebbe dire – dispone anche alle malattie del soma. La gioia di vivere al contrario è una difesa, che la bellezza può rafforzare. Visto che l'aspetto fisico è il criterio primo con cui si valuta una persona, chi è bello si sente bene, perché si accetta ed è accettato dagli altri. La bellezza allora è terapeutica in senso clinico.

Ecco che si completa il cerchio: l'uomo è ridotto a denaro, ma il denaro serve alla bellezza, la quale ha effetto sulla salute del corpo che genera ben d'essere psichico e sociale.

L'uomo del tempo presente è riducibile a denaro e bellezza, che dipende tuttavia dal denaro, e la povertà di conseguenza è mal d'essere, una sofferenza psichica che si traduce anche in disturbi del corpo.

Questa formula, che sembra quella dell'elisir di lunga vita, ha così ridato un senso alla ricchezza. Chi la possiede è sicuro di sé, ha più inventiva e più coraggio. Può così lanciarsi in nuove avventure, soprattutto in quelle che producono ancora più denaro.

Il denaro è la chiave per il benessere e per una lunga vita. Si parla ormai di 120 anni, ma si spera di raggiungere l'eternità.

Si tratta di spigolature che attestano come stia nascendo una cultura, forse una pseudocultura, che esalta il denaro e cerca di attribuirgli tutti i benefici un tempo riferiti alla potenza dell'anima.

So che alcune teorie che abbiamo qui ricordato hanno una salda base sperimentale e sono degne di fiducia, ma ciò che mi sorprende sono i modi in cui vengono applicate. Creazioni fantasiose che servono a difendere uno stile di vita superficiale, facendolo sembrare logico e naturale. Fra poco si giungerà a dire che il denaro è vita, e che la felicità porta il ricco non solo alla salute, ma alla verità.

Poiché il clima attuale è all'insegna dell'ignoranza grezza

e beota, si ribalteranno i termini. Il cretino verrà chiamato saggio, mentre il vecchio sapiente, che studia testi e scrive libri invece di andare in cyclette e frequentare le cliniche di bellezza, sarà considerato un *minus habens*.

È solo questione di tempo, ma con lo strapotere del denaro si giungerà presto all'esaltazione del male, che nel frattempo, però, avrà cambiato nome, sarà stato ribattezzato bene, anzi vero bene, e così tornerà in auge anche la verità. Non sarà più legata al sacro, ma al denaro che diventerà l'ostia sacra, quella della salvezza, e in paradiso si apriranno banche. È già accaduto nei paradisi fiscali, ma nulla vieta di aprirne anche nel paradiso celeste, e bisogna dire che i sacerdoti di Dio ne sembrano interessati.

Insomma, alla bellezza si attribuiscono facoltà che solo qualche anno fa sembravano inappropriate e ridicole. Chi usa il denaro per garantirsi la bellezza vive in salute, è gioviale e sereno. Se invece la bellezza sfiorisse per sempre, l'umore cambierebbe fino alla bile nera, come la chiamava Ippocrate. Curare il proprio aspetto fisico diventa quindi un vero investimento, e la bellezza può farsi produttiva anche sul piano economico. Un'industria che produce denaro.

Le professioni legate alla bellezza ormai sono svariate, e non considero certo la prostituzione, in questo caso non di strada ma di lusso, rivolta a clienti facoltosi. Alcune di queste agenzie, per esempio, servono solo i proprietari di yacht e gestiscono pubbliche relazioni, riservate a persone importanti.

Ma guadagni ancor più alti sono raggiunti dalle top model che, grazie a corpi splendidi, possono guadagnare 50-60.000 euro per una semplice sfilata. La bellezza poi contribuisce al successo delle attrici di cinema, televisione o teatro, anche se in quest'ultimo caso occorrono doti che vanno al di là di un corpo statuario.

La televisione ha moltiplicato le professioni legate alla sola bellezza. Le veline per esempio sono ragazze seminude che esibiscono il proprio corpo con esplicite allusioni sessuali, non devono dire una parola, ma solo riempire lo schermo e la fantasia dei telespettatori. Ci sono poi le vallette che mettono in mostra un corpo attraente e fanno da spalla a un presentatore decrepito.

Consumatrice di bellezze è la pubblicità. Acquistando un prodotto, si ha quasi l'impressione di ricevere in omaggio la ragazza che lo pubblicizza.

Alla base di queste strategie comunicative c'è il principio per cui non si fanno soltanto acquisti razionali e utili. Spesso si compra per processi in parte inconsapevoli, guidati da messaggi subliminali capaci di modificare i nostri comportamenti.

Tipiche sono le pubblicità delle automobili, sempre associate a un corpo femminile. Al potenziale cliente di sesso maschile si comunica l'idea di poter soddisfare, con la macchina, fantasie che di solito hanno per protagonista la donna. Entrambe si montano, in entrambe si entra, poi occorre guidarle e lo si fa con la leva che innesta le marce, chiaramente un simbolo fallico. Poi si aumenta la velocità fino a giungere al massimo, all'orgasmo. E si potrebbe continuare con associazioni ben più perverse.

Il legame bellezza-donna funziona talmente bene che dura da molto tempo ed è utilizzato da tutte le case automobilistiche, senza nemmeno un tentativo di cambiare strategia di comunicazione.

In questo modo la bellezza diventa un vero strumento di arricchimento. Ed ecco un altro cerchio che si chiude: il denaro si trasforma in bellezza e la bellezza produce denaro.

Si tratta di una qualità percepita dagli occhi e non ha importanza il tatto. Al contrario in passato il piacere principale era toccare una donna e penetrarla fino al mescolamento dei corpi, con tante metamorfosi degne di un vero bestiario amoroso. Ora l'alcova non ha più significato. Chi ne è interessato rivela quanto affondino nel passato le sue radici anagrafiche.

La bellezza è un oggetto da consumo visivo, con lo sguardo, con la complicità, con la seduzione, con i gesti, e tutto ha valenza erotica. Solo simboleggiata, però, mai trasformata in un consumo diretto. L'importante è avere una bellezza che soddisfi gli occhi, e dunque serve il trucco, perché conta solo come si appare. Palpare è proibito perché sa di volgarità, di relazione erotica animale. Così ci si ritocca il seno con il silicone, e non importa se una mammella è fredda e l'altra più calda. Non è un problema se si va a dormire con uno strato di crema antirughe sul viso, perché nessuno fa mai una carezza o dà un bacio. Le labbra poi possono essere gonfiate con il botulino che le rende grosse, desiderabili, capaci di ciucciare. Non si muovono mai, però, se non per eccitare la fantasia. Sono soltanto labbra da effetto simbolico.

Così si capisce un po' meglio perché ha successo il sesso virtuale consumato in coppia davanti a uno schermo, seduti accanto ma senza toccarsi. Si giunge all'orgasmo guardando le azioni che si snodano davanti agli occhi. Le mani possono restare ferme, persino in atteggiamento di preghiera. Tutto è visivo ed è bello solo quello che stabilisce l'industria della bellezza.

Bisogna ricordare anche l'importanza delle riviste di moda o di gossip, che fanno della copertina l'elemento fondamentale della loro comunicazione, ignorando ogni altro contenuto. Finire su una copertina come quella di «Vogue» per una modella è un sogno da settimo cielo. Significa essere strapagata, ma anche attirare l'attenzione e poter guadagnare altro denaro.

È una bellezza che si consuma rapidamente. Sovente chi la possiede teme di perderla, è spaventato dal tempo che passa, non si fa toccare se non in una beauty farm, da mani che sfiorano il corpo con arte. Si sopportano massaggi specialistici ma non il movimento confuso delle mani che cercano passione e godimento fisico. Solo gli occhi si muovono e ormai hanno capacità da saltimbanchi, compiono prodezze, come in preda a un orgasmo o nel ballo di San Vito.

Quando la bellezza esce dai canoni del mercato, diventa

sterile, non produce più. Ed è difficile accettare il momento in cui i riflettori dei fotografi o delle passerelle si spengono e si rimane sole con le tette di plastica, il ventre che si è fatto tomba e il viso che senza trucco sembra quello di un'altra persona. Si finisce per non riconoscersi nemmeno, si ha l'impressione di essere diventate aliene a se stesse, dei mostri ai propri occhi, gli unici che si fermano ancora su una bellezza svanita. E il corpo, a poco più di 30 anni, è ancora giovane. Ma per quel mondo è morto. Tentare un'altra carriera è impossibile.

Nel periodo del successo, per adeguarsi alle esigenze della moda e della pubblicità, si devono seguire diete al cui confronto quelle degli eremiti del deserto erano nulla. Tra mangiare locuste e il nulla c'è un abisso. Anche l'acqua va scelta con attenzione perché non deve superare certe concentrazioni di sodio e di potassio e non deve contenere calcio che può ingrossare le caviglie.

Mi hanno raccontato di una soubrette che ha bisogno di quattro ore di trucco prima di andare in scena ed essere presentabile. Mi hanno anche parlato di un importante politico, con un incarico nel governo, che abitualmente ha bisogno di due ore di trucco. Diventano tre, quando deve parlare in televisione.

Anche tra i politici conta la bellezza, ma in genere si tratta di uomini o donne mature. Per sistemarne il viso più che dei truccatori servirebbero dei carpentieri. In questo caso la bellezza è strumentale al potere che genera ricchezza. Si tratta di percorrere la via del denaro attraverso le molte varianti richieste. Non sempre è possibile imboccare diritta la Romea, la via dei grandi pellegrinaggi seguiti nel Medioevo.

Abbiamo dunque legato il denaro alla bellezza e la bellezza alla salute, e quindi il denaro indirettamente alla prestanza del corpo. Ma non abbiamo potuto usare il termine anima, nemmeno nelle sue modulazioni di mente, psiche, personalità, perché tutto si racchiude nel corpo e nella sua superficie.

Il binomio bellezza e salute si combina con lo sport. L'attività sportiva ha bisogno non solo della superficie del corpo ma dell'impegno dei suoi muscoli, che comunque appartengono sempre alla parte più esterna del corpo.

Sono molti gli sport e godono di riconosciuto prestigio. Se un corpo giunge a grandi prestazioni significa che è sano, o addirittura eccezionale, e i risultati saranno da record.

Ci sono sport che producono ricchezza, primo fra tutti il calcio, ma anche il ciclismo, il tennis, il golf, e tutte quelle attività seguite con differente attenzione nelle varie nazioni. Sport che attraggono, e su cui è possibile impostare una campagna pubblicitaria trainando la vendita di un prodotto, senza nemmeno preoccuparsi di quale sia il suo valore reale. Si può vendere dell'acqua colorata o *cum grano salis* legandola a un cavallo come Ribot, il più grande fattore tra i campioni da ippodromo, e farne il prodotto più richiesto al mondo. Oppure si può scegliere come testimonial un centravanti che fa tanti gol, e allora la stessa acqua di fonte compie miracoli, più di quella contenuta nelle acquasantiere dei monasteri benedettini.

Lo sport è dunque un'occasione per produrre denaro grazie alla sua popolarità. Gli sponsor non si lasciano andare ai gusti personali ma agli affari, e quindi scelgono di pubblicizzare i loro prodotti anche attraverso sport violenti, ma redditizi per il business in cui si investe.

Ci sono giocatori pagati con cifre astronomiche, paragonabili solo a quelle guadagnate con l'attività criminale, che fa soldi senza tener conto delle leggi, spesso grazie alla connivenza degli organi di controllo dello Stato che vendono la propria dignità e tradiscono il proprio ruolo.

Ma torniamo a parlare dell'uso del denaro come mezzo per procurarsi la bellezza. Bisogna meglio sottolineare come, garantendo anche buona salute, gli investimenti sul proprio corpo diano un ritorno elevato. Un campione sportivo – sano, bello e soprattutto ricco – può concedersi un grandioso giro di danza, la danza del denaro.

Sono affascinato anche dal corpo di una ballerina o di un ballerino. Un'attività che non si definisce sportiva ma, credo giustamente, artistica. D'altra parte c'è una ginnastica artistica.

È veramente straordinario vedere un corpo che sa piroettare con un'eleganza e una leggerezza che ricorda gli angeli, o meglio che riaccende la fantasia sugli angeli, perché credo che nessuno mai li abbia visti o almeno questa è la mia situazione.

Qui il corpo è come uno stelo che sorregge un fiore. Ed è fantastico assistere a una danza ritmata su una sonata di Debussy o di Ravel. Il corpo si fa etereo e sembra anch'esso divenuto ritmo e nota musicale priva di materialità.

Certo, anche quest'arte produce denaro e in questo non è lontana dagli sport, ma con caratteristiche che se ne distaccano nettamente.

Spesso attività che nascono come gioco si trasformano in professioni, da cui trarre denaro, e molto.

È difficile sostenere ancora la differenza tra il gioco che non produce denaro, semmai piacere soltanto, e la professione che invece è motivata dal bisogno di guadagnare per vivere, oppure per garantirsi il lusso e il superfluo. Una distinzione che grossolanamente funziona, ma non se viene articolata in maniera più fine.

Non ho mai sentito un metalmeccanico o un montatore che mi dicesse che fa quell'attività per gioco, e così nemmeno un bambino che dopo un pomeriggio di giochi mi abbia riferito paradossalmente di essere stanco per un lavoro pesante e mal pagato.

Ma ci sono anche parecchi casi in cui la professione diventa un vero gioco, nel senso che dà soddisfazione, e alcuni ammettono che la praticherebbero anche senza un compenso.

Non è affatto vero che il centravanti di una squadra importante non si diverta a calciare il pallone, d'altro canto un giovane a cui piace il calcio non smetterebbe di divertirsi se lo ingaggiasse una squadra professionistica, garantendogli uno stipendio.

Insomma, non è così facile segnare il confine tra professione e gioco, mentre è facilissimo distinguere tra professioni ben pagate o figlie di un dio minore.

È interessante vedere perché alcune sono super-remunerate e altre invece hanno stipendi da fame, quando magari svolgono una funzione che è per tutti di grande rilievo, individuale e sociale.

Non vi è dubbio che l'educazione sia determinante per lo sviluppo della società e per la crescita del singolo, e dunque è un compito primario, stabilito dalla Costituzione, un diritto di ogni cittadino che nasce entro il territorio nazionale. Ebbene, la professione di maestro elementare o di docente delle scuole medie e superiori è pagata malissimo, tanto che spesso gli insegnanti si ritrovano al limite della nuova povertà e percepiscono la loro professione come qualcosa di inutile o sottovalutato.

Sempre in questo campo è insensato che l'Università venga lasciata senza fondi per la ricerca. Se non la si promuove, si disimpara persino il metodo con cui arrivare a scoprire qualcosa e diventa difficile anche solo comprendere le ricerche effettuate negli atenei di altri paesi. È come uccidere la cultura e tenere un popolo nell'ignoranza.

È altrettanto disdicevole mantenere i controllori dello Stato a stipendi da fame. Il rischio è che finiscano per compensare il proprio reddito con la corruzione.

Un agente della Guardia di Finanza non arriva, almeno a inizio carriera, a 1500 euro mensili e svolge controlli che riguardano cifre e attività milionarie. Di fronte a una bustarella di 30-40.000 euro, che per l'evasore è una cifra da nulla, anzi un investimento saggio, può accadere che il finanziere ceda, dimenticandosi la dignità e la serietà della sua funzione. Diventa un finanziere corrotto e da quel momento ancora più facilmente corruttibile.

È vero che il corrotto ha, alla base, una personalità poco

strutturata e con princìpi morali deboli, ma è empiricamente accertato che anche per l'individuo più integro c'è una soglia oltre la quale potrebbe cedere. Non è questione di *yes or no* ma di quantità. E perché non cambiare sistema dando buoni stipendi e prevedendo pene gravissime in caso di corruzione? Le paghe delle forze dell'ordine sembrano un invito a delinquere, perché anche la corruzione è un crimine (si usa il termine reato per addolcire un poco la colpa).

Bisogna ricordare anche i direttori dei musei, di qualsiasi tipologia, dal museo di storia naturale alle pinacoteche d'arte. Il direttore degli Uffizi ha uno stipendio di 1660 euro ed è responsabile della più grande collezione di opere d'arte della nostra penisola, forse seconda solo ai Musei Vaticani.

In questo panorama, vengono in mente professioni molto ben pagate senza che il compito sia altrettanto rilevante. Lo so che avere uno sciacquone che perde è un tormento, non solo per il rumore ma perché quell'area della casa di interesse igienico deve funzionare alla perfezione, ma le tariffe di un idraulico sono folli, c'è un costo già per la chiamata, ancor prima di esaminare il danno. Certo, l'idraulico non è uno stipendiato, fa parte della categoria degli artigiani, ma il suo reddito mensile e quello dell'insegnante di matematica di suo figlio, che frequenta la scuola media, sono distanti quanto la Terra e la Luna.

Poiché questa è una società che si misura sul denaro, quando i due si incontreranno per discutere dell'andamento scolastico del ragazzo, l'idraulico assumerà un atteggiamento di superiorità nei confronti del povero professore: se quest'ultimo gli riferirà cose sgradevoli sul figlio, lo insulterà ricordandogli la differenza tra i loro guadagni. Diverso sarebbe il rapporto se una persona venisse valutata, come dovrebbe accadere per un insegnante, in base alla sua preparazione e all'abilità di trasmettere il sapere, per esempio nel far comprendere alla classe il teorema di Euclide, che non è del tutto facile.

Ma anche tra le libere professioni ci sono delle disparità

che non hanno senso, se si considerano le funzioni svolte dalle diverse occupazioni nella vita dei singoli e delle società.

Ed ecco perché nascono i miti del calcio, il sogno del piede destro, nemmeno di entrambi, perché credo che un ambidestro costi come un transessuale, che è uomo e donna e dunque assomma tutte le gioie possibili e le perversioni immaginabili.

Ecco perché una ragazza rinuncia agli studi, cerca di assomigliare a una velina e sogna soltanto di incontrare un direttore di produzione che la ingaggi per uno spettacolo in prima serata, magari dopo un esame completo del corpo e delle sue qualità erotiche.

Anche qui non si capisce perché in una società che produce spettacolo di bassa lega, e vergognoso, ci siano lavoratori mal pagati e conduttori televisivi con contratti milionari.

I modi in cui si usa il denaro sono veramente assurdi, con disparità che non rispondono ad alcun criterio funzionale, né per il singolo né per la comunità. Forse c'è maggior coerenza in una sala d'azzardo dove si dice che tutto segue la fortuna o l'abilità del banco di barare.

Funzione filantropica

La quarta funzione del denaro è quella filantropica, e qui finalmente si accenna a un capitolo che a tutti gli effetti riguarda il bene.

La filantropia si può definire come l'uso del proprio denaro a fini utili per un'intera società, o per alcune persone in particolare. Un esempio di quest'ultimo caso è il sostegno a giovani ricercatori nel campo della scienza o ad artisti che, dedicandosi alla composizione di un'opera letteraria o musicale, non possono svolgere funzioni produttive nell'immediato e quindi necessitano di denaro per l'affitto o per l'alimentazione.

In senso più vasto, e dunque a vantaggio di gruppi o

dell'intera società, l'azione filantropica può sostenere la ricerca per malattie rare, sovente dimenticate, o per altre patologie gravi e di notevole impatto sociale. Ma può servire anche a restaurare un'opera architettonica antica o qualsiasi altro bene artistico.

Ricordo il terremoto in Umbria con il crollo della volta affrescata della Basilica superiore di San Francesco e la distruzione del capolavoro di Cimabue. È un'azione filantropica aiutare il recupero di un'opera danneggiata e il risultato è tanto più grande quanto maggiori sono le disponibilità economiche. Naturalmente si può intervenire solo fino a un certo limite, oltre il quale rimane unicamente il dispiacere per una bellezza andata distrutta, di cui restano testimonianze nella memoria e negli archivi.

Nel termine filantropico c'è insito il greco *anthropos*, che vuol dire «uomo». Non bisogna pensare, però, soltanto ad aiuti a vantaggio di esseri umani. La filantropia riguarda l'uomo sociale, quindi anche le opere d'arte e la cultura che riesce a esprimere.

Ebbene, ci sono persone fisiche, enti, istituzioni, società che donano a questo scopo parte del surplus di bilancio o dei redditi dell'attività produttiva. Tale uso del denaro è benemerito, dà ossigeno a molti permettendo studi e ricerche altrimenti impossibili, permette di produrre o salvare beni utili alla comunità. Con questi finanziamenti si tutelano opere che hanno un rilievo anche economico – basta pensare alla dimensione assunta dal turismo nei bilanci nazionali, con opportunità di lavoro per molti cittadini – ma che soprattutto hanno un valore per le generazioni future. La società deve vivere pensando anche al domani, non può lasciarsi consumare, ridursi a cadavere, come se «dopo di me il nulla».

È l'occasione giusta per sottolineare la funzione del denaro per attività che non riguardano il singolo e il vantaggio personale: restaurare la Basilica superiore dà il piacere di rivedere almeno in parte l'opera di Cimabue.

In molti paesi il filantropismo è stimolato e persino promosso attraverso vantaggi fiscali e dunque la voglia di donare riceve un'ulteriore spinta rispetto a quella avvertita interiormente.

Nella filantropia infatti va considerata anche la motivazione iniziale. Perlopiù non si dà con la mano destra senza che la sinistra lo sappia, ma si sente il bisogno di mostrare un pensiero, una filosofia, un gusto, insomma, una dimensione del profondo. Un certo narcisismo c'è e il più delle volte il filantropo vuole apparire, proprio perché è consapevole che la sua azione è buona e utile. Non serve al Cielo, ma sicuramente a salvare parte di ciò che è puramente terreno.

Il narcisismo filantropico si rende ancor più evidente quando l'azione è compiuta da un'impresa o da un istituto di credito. In tal caso c'è la voglia di mostrare un volto buono, un impegno almeno in parte utile alla comunità.

La voglia di esibirsi può anche essere solo strumentale, e credo che sia facile accorgersene. Spesso fare il bene diventa uno spot per vendere meglio certi prodotti o servizi.

Credo comunque che il filantropo esprima una personalità particolare, vicina a quella di chi capisce quanto sia bello e gratificante fare il bene. Il filantropismo si inserisce in questa atmosfera che io vedo con molto piacere e che sostengo. Ma pure la gente comune ne percepisce gli aspetti positivi, perché il germe del bene c'è anche in chi non lo pratica. Lo si rileva durante le raccolte pubbliche in soccorso di popolazioni colpite da calamità naturali o durante le campagne a sostegno della ricerca medica. E fare ricerca significa avere buoni scienziati, e denari per farli lavorare; non si tratta di stipendi soltanto, ma di strumenti per attivare e indirizzare bene la ricerca.

In queste occasioni si assiste a una corsa per dare il proprio contributo, per quanto piccolo. C'è voglia di essere filantropi. Magari si può dare poco e non si ottiene nessuna menzione, ma la gratificazione maggiore proviene dalla famiglia e dal gruppo dei propri amici. Un mondo privato in cui mostrare un volto buono e togliersi la maschera del quotidiano, segnata dall'odio o dall'indifferenza.

È bello poter lavorare legando alla propria attività non solo un utile personale e d'azienda, ma persino un vantaggio collettivo, per un settore che si sente particolarmente caro; e talora la spinta è enorme, per esempio quando si vorrebbe uno studio più attento sulla malattia che ha tolto troppo presto dal mondo un figlio o un nipote.

A chi ne ha bisogno si può anche dare se stessi e quindi il proprio tempo e il proprio affetto. Apprezzo molto un filantropismo relazionale, come ho dimostrato nell'analisi della parabola del buon samaritano.

Il volontariato esprime proprio questa motivazione: offrire il proprio tempo, il proprio impegno e le qualità che ciascuno possiede a vantaggio di chi ne ha bisogno, di chi è solo. È un settore che ha avuto uno sviluppo enorme negli anni recenti.

Bisogna anche riconoscere che esiste un volontariato che serve a chi lo fa, come se si trattasse di una prescrizione per essere sereni, per non sentirsi soli; e allora si va da un'altra persona sola, per occupare un tempo che rimarrebbe vuoto, come sovente capita ai pensionati o a chi si trova per qualche periodo senza lavoro. Questo volontariato va distinto da quello che è propriamente una donazione agli altri.

Questo schema vale anche per la filantropia: se esiste un volontariato per sé e non per l'altro, così c'è una filantropia strumentale ai propri bisogni personali o agli affari d'azienda. In ogni caso la motivazione passa in secondo piano quando si mette a disposizione della comunità parte del proprio denaro. Si può assistere quindi a una dissimmetria tra motivazione ed effetto prodotto.

Denaro sporco

Ed ecco il contraltare, il riciclaggio di denaro sporco. Ci riferiamo a quelle persone o a quelle organizzazioni che guadagnano denaro in modo illegale e non possono usarlo liberamente, perché devono evitare i controlli delle forze dell'ordine. In tal caso il denaro è il corpo del reato. Per poterlo usare bisogna «lavarlo».

Dalla vendita della droga si ottiene denaro liquido, e molto, ma non lo si può utilizzare tutto immediatamente. Per uno spacciatore, che non ha una professione e nemmeno un lavoro saltuario, non sarebbe facile giustificare spese di dimensioni spropositate, visti i profitti che la polvere bianca, la cocaina, produce.

Il problema è ancora più macroscopico quando il traffico di droga è gestito da organizzazioni criminali che, grazie al mercato internazionale, entrano in possesso di somme astronomiche. Affari illeciti e fortemente remunerativi, anche perché il commercio è regolato con la forza, per cui o si paga o si muore. Una legge semplice e drammatica ma economicamente sicura.

Il problema è come usare il denaro che si è guadagnato, e anche questo passaggio non può che essere criminoso. Con il riciclaggio si avviano attività lecite, con cui simulare operazioni economiche e giustificare profitti in realtà generati dal denaro sporco.

Credo che la semplicità di una simile descrizione riveli tutta la mia ingenuità in questo campo, rispetto all'ingegno di commercialisti, avvocati e notai specialisti del riciclaggio, spesso spalleggiati da funzionari pubblici corrotti che attestano attività reali solo sulla carta, coperte da prestanome e da false fatturazioni.

Si calcola che il denaro che entra nel riciclaggio sia di dimensioni tali da potersi comparare con il bilancio dello Stato italiano.

Ormai ci sono persone che vivono di solo riciclaggio. Basta accettare la logica del denaro facile e non importa se i soldi puzzano di morte, perché di droga si muore.

Questo aspetto a me fa orrore, un sentimento che in genere è condiviso, ma che è facile dimenticare diventando solo uomini d'affari, uomini di copertura, uomini in maschera. E il mio orrore aumenta quando penso che molti dei personaggi più loschi del riciclaggio e delle organizzazioni criminose sono devoti alla Madonna e ai santi, fanno offerte alle chiese e chiedono novene per qualche miracolo, per la propria salute o per quella dei congiunti. Si definiscono fedeli, parlano del Signore Iddio e del paradiso, e io spero anche dell'inferno. Ma il mio è uno sfogo inutile.

C'è dunque gente che nei confronti del denaro non ha la preoccupazione di produrlo ma solo di consumarlo, o meglio di lavarlo. In questo passaggio è fondamentale spendere o far spendere il denaro da persone che hanno il volto pulito o che sono del tutto anonime. Allora i delinquenti usano la madre o il padre o le sorelle e tutti coloro che non sanno dire di no al denaro facile; e così esistono gruppi di persone che spendono denaro in modo illimitato, pur senza guadagnarlo, anche se non hanno mai avuto alcuna ricchezza fino al momento del loro arruolamento.

Questa gente opera non solo al Sud, ma soprattutto al Nord, dove le organizzazioni mafiose si sono spostate perché in un'area piena di aziende è più facile vendere droga e riciclare il denaro, piuttosto che in zone ormai dominate dal parassitismo di Stato: uno Stato che al Sud non comanda sul territorio, ma ottiene i voti per comandare dove conta sul serio. Anche la politica infatti è pesantemente coinvolta nel riciclaggio del denaro sporco. Un denaro che l'ha insudiciata al punto che una persona pulita non entra nemmeno in campo per giocare la partita.

Così oggi non c'è solo la distinzione classica tra ricchi e poveri, sia pure con caratteristiche nuove rispetto al passato. Esistono anche quelli pieni di soldi, preoccupati solo di spendere. Gente che compra ville e se le costruisce ammassando cemento anche in luoghi che prima conoscevano solo la bellezza della natura e il silenzio, e che ora sono lacerati dai rumori delle feste becere e ignoranti. A ogni protesta questi uomini rispondono con l'arroganza di bustarelle attinte dai pozzi del malaffare e della volgarità. Sono uomini di denaro con il cuore fatto di droga.

Si riciclano anche altri proventi illeciti: traffico di sostanze tossiche, pizzo, corruzione. E lo ripeto: le dimensioni economiche sono enormi.

A questo proposito ricordo il 1992, l'anno di Tangentopoli, quando si svelò l'esistenza di un sistema di corruzione che legava imprenditoria e politica. All'azione giudiziaria seguì il terrore di usare grandi somme di denaro, perché erano viste come la spia di un coinvolgimento in quel sistema; gran parte del flusso di denaro si immobilizzò, provocando una vera paralisi degli acquisti, sino alla chiusura di attività che si erano formate solo grazie agli investimenti effettuati durante l'ubriacatura di Tangentopoli. La scomparsa dei proventi illeciti contribuì a una grave crisi economica.

Non è stato possibile fermare questo scempio proprio per l'importanza del denaro nella cultura nazionale. Così ancora oggi si trova chi è disposto ad associarsi a una cosca mafiosa che per conquistare i territori del Nord ha bisogno di manovalanza: miserabili che amano il denaro e farebbero qualsiasi cosa per spenderlo, anche se non hanno una professione e non sanno gestire un'azienda. Sono dei falliti che servono alle organizzazioni mafiose.

Grazie alla forza del denaro e alla protezione garantita dalla violenza mafiosa, i delinquenti fanno la bella vita, si sentono persino eroi e godono dell'impunità, perché le forze dell'ordine locali sono spesso colluse.

L'identità di chi denuncia un crimine viene subito riferita all'organizzazione malavitosa, che mette poi in atto la punizione. E come puniscono la mafia, la 'ndrangheta o la camorra tutti lo sanno.

C'è chi si consola pensando che accanto all'estorsione o al riciclaggio esiste anche la filantropia, ma c'è pure chi come me non accetta questo degrado della società. Allora l'unica consolazione è intravedere la fine del dramma, il crollo di una civiltà ormai ridotta solo al denaro e al potere di chi lo manipola: una casta in cui è difficile trovare qualcosa che non puzzi di crimine.

Questi riferimenti al riciclaggio di denaro sporco potranno sembrare limitati a una frazione esigua di soggetti; ma se i grandi delinquenti non sono numericamente rilevanti, la corruzione e il riciclaggio sono ampiamente diffusi, un costume accettato da una parte cospicua della popolazione.

Stanno cambiando il significato stesso del denaro e il suo valore commerciale. I soldi sono destinati a spese inutili. Basta spendere.

Se si includono i casi minori, il fenomeno risulta frammentato ed esteso. Le motivazioni e lo stile restano identici, cambia solo la quantità di denaro riciclato. È come dire che l'oggetto rubato può essere un diamante oppure un pezzo di carbone, ma la realtà del furto, dell'andare contro la legge, è la stessa.

In entrambi i casi chi si appropria dell'oggetto è un ladro, anche se per la legge la punizione sarà differente. E in presenza di una crisi economica le vie «ereticali» per fare denaro vedono sempre un'impennata: chi già era disposto ai piccoli furti passa a obiettivi un po' più consistenti.

Non è morale distinguere fra ladri piccoli e grandi. Bisogna colpire il fatto in sé, che è il furto, la mancanza di rispetto per l'altro, la violazione della legge.

Mi pare di avere richiamato a sufficienza le funzioni attribuite al denaro, e di aver mostrato come questo strumento sia uno specchio della personalità umana. Studiandolo, possiamo diagnosticare quelle perversioni che mercanteggiano persino con il valore dell'uomo. E questa considerazione dà lo spunto per trattare il denaro come malattia.

Denaro e malattia

Un virus di carta

Le malattie causate dal denaro dipendono sempre dalla particolare personalità del soggetto che ne fa uso. È questa la visione che oggi prevale nell'analisi delle patologie più varie prodotte dalla relazione tra un fattore esterno e le caratteristiche specifiche dell'organismo su cui quel fattore agisce. Ed è proprio da questo rapporto che derivano i diversi gradi di morbilità: molti restano immuni a una malattia, mentre altri sembrano ipersensibili e possono ammalarsi in modo anche grave.

Teoricamente è possibile che ci siano elementi talmente forti da annullare le differenze personali, ma questa affermazione non si verifica mai nella pratica clinica.

Anche le grandi epidemie della storia, come la peste, operavano una selezione tra soggetti particolarmente resistenti e altri che morivano al primo incontro con il batterio portatore della malattia.

Diverso è il caso delle catastrofi naturali. La lava e le ceneri del Vesuvio che improvvisamente coprirono Pompei non diedero scampo a nessuno, rendendo ininfluente ogni distinzione fisica, ma anche economica e sociale. Non si salvarono neppure i sacerdoti, nonostante il loro rapporto speciale con Dio.

Il denaro è fonte di malattia, persino grave, ma la gravità dipende dalla personalità individuale. Un soggetto che ama meditare e studiare sarà meno interessato al personaggio denaro di un narcisista preoccupato solo del proprio aspetto e del proprio successo. Allo stesso modo, un temperamento religioso, che guarda al Cielo e si interroga sul significato della morte, sarà meno attratto dal denaro di chi al contrario si sente attaccato ai piaceri terreni. Uno scettico per cui nulla è essenziale, infine, guarderà al denaro con molto più distacco di un gaudente sempre pronto ad abbuffarsi.

Abbiamo già accennato a differenze di genere, sempre che la donna non indossi metaforicamente i pantaloni rinnegando la propria identità biologica per assumere atteggiamenti maschili.

Si potrebbero ricordare anche le differenze di età: il denaro sarà meno interessante per una persona anziana, che non potrà godere di tavole luculliane, girare il mondo su jet privati o sottoporsi a faticose esperienze erotiche.

Parlando di antropologia del denaro occorre partire dalle persone che si ammalano e quindi tenere conto di tutto quanto abbiamo detto sia sugli individui sia sulla società.

A proposito dei sentimenti, per esempio, abbiamo mostrato come sia la tendenza al pessimismo sia l'abitudine a vedere in positivo le difficoltà influiscano sulla resistenza ai disturbi somatici. Analogamente una società all'insegna dello sviluppo ordinato e scarsamente conflittuale o, all'opposto, un ambiente confuso e insicuro incidono sul grado di ben d'essere dei singoli e sulla loro risposta a eventuali terapie.

Queste variabili sembrano complicare la questione, ma ci liberano dalla manualistica che riduce tutto a suggerimenti, a formulari sovente illusori e che favorisce gli integralismi, sempre pericolosi, in qualunque campo.

Ogni malattia limita sempre la vita di chi ne viene colpito. Può agire sul soma, cioè sul corpo, oppure sulla psiche. Può anche intervenire sulla vita sociale, che inizia quando l'Io entra in relazione con gli altri e il singolo diventa parte di una rete, grande o piccola, che lo limita talora, ma rende anche possibile ciò che individualmente gli sarebbe impossibile realizzare.

Dipendenza

La prima patologia è la dipendenza. In questo caso, il legame con il denaro è così stretto da condizionare gravemente la vita del soggetto: il denaro diventa il tema dominante, un'idea ossessiva.

Spero di non sorprendere troppo se, per spiegare questa malattia, parto da un confronto con l'amore.

L'amore di coppia è vissuto abitualmente come la cosa più bella che possa accadere, l'esperienza più preziosa. L'innamorato (soprattutto nella fase acuta) cerca di stare sempre con il suo amore, vuole stabilire una relazione totale che tende a fare di due individui una sola realtà. Una fusione di questo tipo è una chimera, ma il legame che si crea dà un senso di completezza. Da soli ci si sente dimezzati e quindi incompleti, inutili. Per questo si avverte il bisogno di stare sempre insieme, e se non è possibile ci si chiama al telefono, si inviano sms, ci si pensa reciprocamente. Nel mondo non esiste nient'altro al di fuori di lui e di lei.

Già da questa descrizione è evidente che si tratta di una malattia. Non andrà curata, ma certo sa di delirio questo pensiero esclusivo che non permette di dedicarsi a madri e padri anziani, che mette il lavoro in secondo piano, che trasforma le amicizie in distrazioni inutili e riduce il mondo intero al rapporto tra una donna e un uomo. E il delirio è un'interpretazione errata della realtà: il mondo non è formato soltanto dall'amata o dall'amato.

Il legame d'amore con la sua esclusività genera delle ingiustizie, delle visioni squilibrate. Ed è a questo punto che si parla di dipendenza d'amore, sia pure reciproca e magari animata dalla volontà di fare ciò che l'altro vuole: amare diventa volere il bene dell'altro, sapendo che in questo modo si procurerà anche il proprio. Da qui l'espressione: «Tu sei il mio bene, tu sei la mia vita».

Se il legame tra un individuo e il denaro è di questa natura – per cui tutto si riduce a possederne sempre di più e goderne continuamente – si può legittimamente parlare di una fase d'amore per il denaro. Senza, tutto si scolora e diventa triste, anzi funereo.

Continuando con questo parallelo, bisogna ricordare che alla fase dell'innamoramento, prima o dopo, ne segue una in cui il legame è percepito sempre come essenziale, ma ci si accorge che è possibile dedicarsi anche a molti altri interessi. Possiamo dire che si passa all'amore vero e proprio. Si continuano a vivere momenti che hanno l'intensità dell'innamoramento, ma nel complesso si vive un'esistenza fatta anche di altre cose.

Questa è la situazione auspicabile: superata la fase acuta della malattia, il legame si trasforma in una modalità di esistenza, uno stile di vita che conferma l'importanza dei sentimenti, capaci di dare sicurezza all'individuo senza lasciare in secondo piano altre esigenze personali, familiari e sociali. L'amore non soffoca l'individualità e all'Io e anche alla persona amata concede di raggiungere un'autonomia arricchita dall'insieme di tutti gli elementi.

Se anche nel rapporto con il denaro si osserva questa seconda fase, allora si è in presenza di un legame equilibrato. Si nota l'utilità del denaro, si apprezza il fatto che permetta di vivere meglio, lasciandoci più tempo per attività che non vengono retribuite in quanto non sono produttive per la società, ma rispondono a esigenze personali, persino narcisistiche.

Il denaro viene considerato un mezzo, l'olio che fa filare liscia la vita, facilitandola in momenti in cui tutto sembra bloccarsi. In questa luce non si può che fare l'elogio del denaro, che assume un ruolo preciso in una gerarchia di valori definita. Inteso in questo modo, non sarà mai invadente, mai ossessivo, mai imperativo. E certo per uno strumento non si sacrifica una vita.

Spesso, però, questo non avviene e all'innamoramento segue la patologia. Il legame non solo non permette un'autonomia, ma si rinforza e si può trasformare in «doppio legame».

Questa espressione introdotta da Gregory Bateson indica un'unione talmente rinforzata, che non può più sciogliersi e nemmeno allentarsi.

Il riferimento è sempre all'amore e alla fase in cui la coppia entra in conflitto. Il rapporto non è più gratificante, ma pieno di spettri e genera paura, si vorrebbe trovare una via di uscita ma, appena si fa un passo in questa direzione, si avverte subito un senso di colpa. Allora si cerca di adeguare il comportamento, di rinsaldare la volontà di stare insieme; ma appena la coppia si sistema tornano la noia, il senso di soffocamento, magari la gelosia, e di nuovo la voglia di abbandonare il rapporto. Da qui si riparte con il desiderio di riparare la frattura e si stabiliscono delle liturgie estenuanti per cui una rompe e l'altro aggiusta, e la volta successiva i ruoli si invertono.

Il legame è comunque saldo e doppio perché non ammette rottura, è condizionato dalla colpa, dal rimorso, dal pensiero che si mette fine a una storia, che si lascia una situazione sicura, anche se non è più gradevole. Se ci sono dei figli, è evidente che il senso di colpa si intensifica, perché si pensa che il proprio bene sia al contempo il male e magari la rovina dei figlioli.

Nell'amore è possibile lasciarsi e persino farlo per il rispetto dell'altro. Nel legame nevrotico invece la rottura è inconcepibile. Quando accade, subentrano comportamenti anormali, si può arrivare a uccidere la persona da cui non ci si sa staccare.

Tipico del legame nevrotico è che nel distacco si avvertono ansia e angoscia, e nello stare insieme rabbia, rancore e voglia di punire: un'aggressività verso la relazione che si trasforma facilmente in violenza nei confronti dell'altro.

Questa sequenza si trova anche nel rapporto con il denaro, di cui si avverte il bisogno, ma anche il condizionamento: non è più possibile vivere facendone a meno. Quando non c'è, se ne avverte la mancanza, si cerca di riaverlo e magari di possederne tanto, di consumarne sempre di più. Al contempo lo sforzo si rivela faticoso e il possesso vano. Viene voglia di combattere la propria dipendenza.

Un legame a corrente alternata, ma stabilissimo. Per usare ancora la parola amore, si può parlare di amore-odio, e questo riconduce al senso del doppio legame, scandito da questi sentimenti, entrambi forti e capaci di creare unioni difficili da sciogliere.

Devo ammettere che la forza dei matrimoni nel nostro paese va ricercata nel doppio legame e non nell'amore. Ovviamente non nego il sentimento, ma dopo un certo numero di anni insieme è la forza del legame a prevalere.

Per questo non sono mai stato entusiasta delle statistiche secondo cui la famiglia italiana ha una radice straordinariamente salda. Si tratta di legami nevrotici e sapere che si sciolgono, dal punto di vista di chi si occupa di patologia, è quasi una buona notizia.

La nevrosi è all'insegna dell'ansia e dell'angoscia, e il senso di colpa sa distruggere e deprimere. L'odio è una condizione in cui si vorrebbe uccidere, anche se poi si copre questo desiderio con eufemismi.

Quando dominano simili sentimenti le separazioni diventano difficilissime. Non sono capricci o scelte irresponsabili, ma traumi accompagnati dal dolore e dalla sofferenza.

Per analogia, senza troppe forzature, si può parlare di legame nevrotico nei confronti del denaro. Lo si nota bene in chi distrugge in un attimo quanto possiede, e poi cerca di riconquistarlo con una fatica e una determinazione eccessive.

Il conflitto tra amore e odio per il denaro è evidente nel giocatore d'azzardo.

Il mondo dell'azzardo è molto vario. C'è chi rischia pochi euro tutti i giorni e si accontenta di vincere alle macchinette quanto basta per campare, ma ci sono anche i giocatori delle sale privé che mettono a repentaglio delle fortune, come se si sentissero in dovere di rischiare la vita.

I grandi giocatori amano e odiano il denaro. Lo hanno magari guadagnato in maniera lecita, come molti imprenditori, o attraverso attività illecite, come accade spesso ai rapinatori che sono particolarmente affascinati dal tavolo verde, quasi fosse un allenamento ai pericoli della loro «professione».

Di fronte all'eventualità di grosse perdite sono eccitati fino al godimento, mentre non consumano troppo tempo a raccontare le loro vincite, magari anche consistenti, ma ridotte a semplici prolegomeni per giocate ancora più audaci, che sanno di distruttività. È come se volessero finire sul lastrico dopo essere arrivati al casinò in Rolls-Royce.

Insomma, ci si affanna ad accumulare denaro per poi perderlo. È un rapporto di amore-odio, in alcuni casi sembra quasi che si produca denaro solo per distruggerlo, che si cerchi di guadagnarne per poter rischiare di sperperarne molto.

È regola che al casinò vinca sempre il banco e ha molti modi per farlo, può anche barare, nonostante i controlli che dovrebbe compiere la Guardia di Finanza. Il giocatore perde sempre e, se frequenta i tavoli dei privé, perde abbastanza da rovinarsi. Occorre ammettere che il rischio della caduta è talmente eccitante – non di rado i giocatori lo associano a un vero e proprio orgasmo – che è come se lo scopo inconsapevole fosse la perdita.

Come si vede, i termini che usiamo richiamano continuamente l'analogia con l'amore.

In una storia d'amore, alla trasformazione del legame in nevrosi spesso segue la fase della dipendenza. Quando ci si rende conto di non poter cambiare la propria storia e si decide di viverla passivamente, il rapporto si tranquillizza e i conflitti si placano. Si è consapevoli che il legame è malato, ma lo si accetta perché risponde al proprio bisogno di sicurezza.

È esattamente quanto avviene con il denaro. Poiché gli stessi meccanismi riguardano anche le tossicodipendenze possiamo, però, tracciare un ulteriore parallelismo: quello tra denaro e droga.

L'eroinomane – che sviluppa una dipendenza somatica, oltre che psicologica – sa bene quanto siano disastrosi gli effetti della sua dipendenza, eppure è disposto a qualsiasi cosa per una breve sensazione di sollievo dopo una crisi d'astinenza. E così eroina chiama eroina, anche se non provoca più piacere. Se ne sente il bisogno perché senza si sta male.

Maledici l'eroina ma la assumi, e ogni volta puoi promettere che non la userai più, sapendo perfettamente che invece quel legame continuerà *usque ad mortem*: una fine che sarà lenta oppure rapida, per un incidente, un'overdose.

Parlando di droga non si può dimenticare che il suo legame con il denaro non è solo simbolico. La droga ha costi elevati, sostenuti da un mercato clandestino che cerca di lucrare al massimo, senza scrupoli per il consumatore.

Chi è dipendente da denaro, come l'eroinomane, soffre di crisi di astinenza. Ha sempre bisogno di soldi, anche se non gli portano alcun benessere: deve averne per non provare un senso di annullamento e di morte. Si potrebbe affermare, per analogia, che è come se si iniettasse denaro, e al contempo non lo usa per acquistare ciò che invece gli servirebbe a vivere meglio. Spende tutto il denaro per la droga e campa da povero.

L'intera esistenza allora si riduce a denaro, eroina in valuta pregiata. Consumata la dose, se ne cerca ancora e, pur di procurarsene un po', si è disposti a tutto. Ci sono persone che per fare denaro si comportano come eroinomani in crisi d'astinenza. Possono rubare, prostituirsi, uccidere, vendere la propria compagna. Tutto pur di avere del denaro.

Si tratta veramente di una malattia compulsiva e ossessiva. Non esiste altro, persino il proprio Io risponde solo al denaro, come una di quelle macchinette che hanno bisogno di un gettone per illuminarsi e lasciar parlare una voce metallica. In questo si trasforma un uomo, un uomo dipendente dal denaro.

È una storia d'amore diventata davvero triste, perché non si fa nulla per mantenerla e nulla per negarla. È un destino vissuto senza aspettative, senza nemmeno la speranza di un cambiamento, come se dovesse consumarsi e finire automaticamente. Non c'è un altro stadio dopo la dipendenza, solo la morte.

Come sempre accade, i casi estremi sono *exempla* con cui spiegare anche situazioni più lievi e meno problematiche. In molti casi la sindrome da dipendenza si manifesta con un pensiero fisso e il denaro è una presenza costante, quando lo si stringe in mano e quando non c'è.

Se l'abitudine di giocare al casinò non è così diffusa, è sicuramente molto popolare il Gratta e Vinci (che si dovrebbe chiamare Gratta e Perdi).

Trovo strano che uno Stato civile da un lato gestisca questa bisca alla portata di ogni maniaco e di ogni portafoglio e dall'altro obblighi a stampare sui pacchetti di sigarette l'avviso che di fumo si muore.

C'è poi il Superenalotto con cui molti dilapidano il loro misero stipendio, la pensione o i sussidi pubblici. Un vero affare per lo Stato, che magari devolve parte degli utili al recupero del patrimonio artistico, ma intanto contribuisce a diffondere dipendenze patologiche tra i cittadini.

Si ha il coraggio di parlare di libertà di scelta, ciascuno – si dice – sarebbe libero di decidere se e quanto giocare: un volgare moralismo, che non tiene conto della fragilità di molti, che sperano di vincere tanto e perdono anche quel poco di cui dispongono. Magari, dopo aver perso quello che avevano, cercano di rifarsi attraverso attività illecite. Soldi che finiscono subito nelle macchinette di cui sono pieni i bar e le tabaccherie.

Si può morire di denaro, si può vivere consumando la vita per il denaro. Ecco un effetto drammatico di questa grande innovazione sociale e dei mercati.

Sono convinto che anche la povertà sia una condizione di dipendenza dal denaro, questa volta per mancanza. Una dipendenza dal denaro che non c'è e che si vorrebbe avere.

È noto come ci siano dipendenze esclusivamente mentali e di fantasia. A questo proposito si potrebbe aprire una finestra sul mondo della dipendenza «da video» o «digitale», così variegata e complessa.

È recente la nascita di cliniche in cui si curano dipendenze di questo tipo, che colpiscono bambini e adolescenti, ma sempre più anche gli adulti.

La virtualità è un mondo che non c'è, ma diventa condizionante, proprio perché si fa immagine, desiderio, fantasia. Potremmo dire che si tratta di dipendenza senza oggetto.

Con simili riferimenti diventa meno paradossale parlare di dipendenza da denaro in condizioni di povertà, quando cioè se ne è privi e lo si tiene solo in testa.

Da queste considerazioni si può comprendere il valore psicologico, oltre che economico, del denaro. In questo caso è nella mente e la può alterare, fino a trasformarla in una banca, malata.

Esiste il valore «psicologico» di una banconota, di una somma, di una moneta. Una dimensione in cui il denaro diventa un'ombra, e si sa che le ombre possono anche impedire di vivere o portare alla follia, come è accaduto ad Amleto. La follia è *imago mortis*.

Esiste una dipendenza *dal* denaro, questo Mefistofele più inquietante ancora che nel *Faust* di Goethe.

Esistono, però, anche dipendenze *per il* denaro. In questi casi ci si lega ad alcune attività perché garantiscono profitto. Così, si può diventare dipendenti da un lavoro massacrante, provare persino attaccamento per la fatica, proprio perché le ore occupate significano denaro (e non è un caso che si parli di lavoro «dipendente» per indicare un rapporto continuo, estenuante e condizionante). A volte la professione è preferita al tempo libero o addirittura alle ore straordinariamente importanti dedicate ai figli e alla famiglia. La casa diventa solo un posto in cui dormire e mangiare, muti.

Basta pensare alla figura, diventata un *topos*, del padre assente, del padre sempre impegnato, che ogni giorno rimanda le attività non remunerate per compiere il suo dovere professionale. In questo caso il lavoro sembra un espediente per sfuggire alle responsabilità familiari, ma può diventare uno stato di schiavitù. C'è gente che è disposta a lavorare in condizioni opprimenti, quasi paragonabili a quelle descritte da Marx ed Engels, pur di non perdere la propria fonte di guadagno.

Anche le grandi carriere spesso sono mosse dal denaro, più che dal bisogno di affermazione. Dietro una dipendenza dal successo si nasconde un desiderio patologico di soldi.

Persino rubare può diventare una dipendenza, e si ruba anche se non ce n'è stretta necessità. L'attività con cui si ottiene il denaro diventa una catena da cui è impossibile sfuggire.

La cleptomania è un'altra cosa, perché si attiva con dinamiche più inconsapevoli e automatiche. Si riduce quindi a un gesto meccanico e senza scopo. Spesso non si usa nemmeno l'oggetto rubato, lo si butta via.

Anche la prostituzione è un mezzo per far soldi ed è dunque assimilabile a un lavoro, benché del tutto particolare. Si vende il corpo per denaro, ma si può continuare a farlo per una forma di dipendenza, anche quando la motivazione economica non è più così forte. Si vedono persone che tentano di offrire il proprio corpo anche quando non è presentabile, come se si volesse vendere un'auto in cui mancano il motore e lo spinterogeno.

Del resto anche alcuni rapporti in apparenza sentimentali sono tipici esempi di dipendenza economica: si frequenta una persona per la sua ricchezza, perché ha soldi a sufficienza per rendere la vita meno difficile di quella che obbligatoriamente ci si trova a vivere.

Depressione

La sindrome depressiva, come le altre patologie della mente, è influenzata da tre fattori.

Il primo – quello biologico – ha a che fare con la struttura fisica e i cromosomi che ne contengono il codice, capaci di provocare reazioni differenti in ciascuno di noi, pur di fronte agli stessi stimoli.

Le esperienze pregresse, altrettanto determinanti, costituiscono il secondo fattore. Colti di sorpresa e senza un corredo di risposte organizzate, avremo reazioni ben diverse da quelle che proveremo in seguito di fronte allo stesso evento.

Terzo e ultimo fattore è quello ambientale. Se una società è tollerante rispetto alle trasgressioni, un comportamento anomalo susciterà un senso di colpa molto più tenue di quanto non accada in una società severa fino alla violenza. Misurarsi con una legge che punisce il furto con il taglio della mano è ben diverso dal trovarsi in situazioni in cui quello stesso comportamento non prevede neppure l'imputazione di reato e dunque di fatto è immune da pene.

Questa premessa è necessaria perché sarebbe errato attribuire al denaro la specificità del disturbo depressivo. È semmai un elemento causale, un fattore scatenante che va valutato assieme alle caratteristiche proprie della personalità del depresso.

È altrettanto impossibile, però, togliere valore al denaro considerandolo un elemento aspecifico, come se le depressioni che contribuisce a scatenare potessero sorgere in presenza di qualsiasi altra motivazione. Bisogna riconoscere l'importanza del temperamento individuale e delle caratteristiche biologiche, assieme ovviamente alle esperienze passate, che possono aver amplificato o all'opposto neutralizzato gli effetti del denaro. A quest'ultimo, tuttavia, va riconosciuto il giusto rilievo, capace com'è di dettare il ritmo alle nostre esistenze, condizionando la qualità della vita e persino i sentimenti.

La depressione è il vissuto d'incapacità che una persona avverte sia davanti a operazioni un tempo abituali, sia di fronte a compiti nuovi, dai quali fugge dichiarando la propria inadeguatezza. Questo sentimento può provocare una totale inanità, perché il depresso non sa fare nulla e anzi ritiene di compiere il male anche quando cerca di aiutare gli altri.

Per questo senso di svalutazione totale avverte la colpa (altro elemento che caratterizza il quadro patologico). Ne deriva la volontà di uscire dal mondo, con il pensiero continuo e ossessivo della morte e della voglia di morire.

I suicidi da denaro sono aumentati nel corso della crisi economica, iniziata nel 2008, con la perdita di innumerevoli posti di lavoro. Molti lavoratori, disoccupati o cassaintegrati, non hanno retto alla nuova condizione. Non avendo più un ruolo e non potendo far fronte alle necessità della famiglia, si sono tolti la vita.

Il problema non sta solo nella perdita dello stipendio. Viene infatti a mancare anche lo status associato al lavoro. Per questo la cassa integrazione, pur prevedendo il pagamento di una parte del salario, è una condizione psicologicamente grave perché comporta la perdita del ruolo. Chi era abituato ad andare in fabbrica o in ufficio si trova costretto a casa, magari in un piccolo appartamento, senza più un senso. È una situazione che può condurre alla depressione.

Ben diversa è la condizione di un rapinatore che fallisce il colpo in una tabaccheria. Sa perfettamente che potrà tentare il giorno successivo in un'altra rivendita, con un bottino persino maggiore.

In questo caso il denaro è frutto di una singola impresa, mentre per un operaio o un impiegato scandisce la sua intera esistenza.

In cassa integrazione o da disoccupato, il lavoratore avverte il lutto da denaro e da ruolo sociale e anche il lutto di sé, perché si sente vuoto, morto, anche se continua a muovere senza un senso il proprio cadavere. E nella depressione è proprio la svalutazione di sé, la totale perdita dell'autostima, che domina nella mente.

La depressione è un'esperienza tragica, perché comporta un dolore esistenziale, non legato a una parte del corpo, dunque, ma proprio al vivere. Può condurre facilmente al suicidio, visto come una liberazione.

Il tempo presente applica una riduzione estrema: il denaro è la misura dell'uomo, la sua cifra. Ebbene, chi resta senza denaro, o senza il lavoro che consente di guadagnarlo, finisce per perdersi, non riesce più nemmeno a riconoscersi, smarrisce il proprio Io e desidera solo sparire. Morire con il corpo diventa solo una conseguenza logica.

Chi non produce vede annullata la sua figura sociale, perché nella nostra società l'uomo è definibile per il suo denaro, anzi lui stesso è denaro. Come le soubrette sono famose grazie alla loro bellezza, così molti ricchi sono conosciuti solo per il patrimonio di cui dispongono. Questi personaggi non esisterebbero senza le loro tante fortune. Appena sentiamo il loro nome, anzi, pensiamo subito ai soldi: sembrano un nome e un cognome dati al loro denaro.

Un uomo che spende una vita a far quattrini e a evitare di pagare le tasse, senza dubbio difenderà strenuamente il patrimonio accumulato. Non sarebbe nulla senza quei soldi e, poiché ne ha tanti, crede di avere una gran vita. Ogni sua azione può essere espressa in denaro, anche l'amore è gestito a suon di contanti, titoli e azioni. Vite misere, se valutate con il metro dell'umanesimo e non in base ai deliri della Borsa.

Se il denaro è l'uomo, perdere denaro significa togliere senso all'uomo. È inevitabile entrare in depressione.

Al di là delle cause che scatenano la patologia, comunque, ogni depresso va rispettato e curato adeguatamente, perché la depressione è la forma più grande di sofferenza. Io condanno il denaro e il ruolo che alcuni gli attribuiscono, rendendolo importante quanto l'ossigeno, ma il depresso merita sempre attenzione, chiunque egli sia e per qualunque ragione si sia ammalato.

Studiando la patologia nei suoi aspetti generali, al di là del singolo caso, si capisce quanto male possono fare i soldi: una ragione in più per non attaccarcisi troppo e trasformare la propria vita in un cumulo di banconote, che alla fine sono semplici pezzi di carta, poco resistenti.

Il denaro serve a vivere, ma il senso dell'esistenza va al di là di questo utile strumento: utile, appunto, non essenziale. Bisogna ridare ai soldi una dimensione umana, e capire che il mondo in cui vive l'uomo non è fatto solo di cartamoneta: sono più belli gli alberi rispetto alle banconote ricavate dalla loro cellulosa. Occorre poi pensare ai sentimenti, al senso di un rapporto d'amore, ben più profondo di un legame con il portafoglio. Un uomo dal portafoglio pieno, quando si sente amato, deve attribuire il suo successo ai soldi che tiene in tasca. Non può nemmeno pensare ad altre virtù, nascoste più o meno dalle stesse parti.

Anche un operaio o un impiegato comune devono avere una visione più ampia di sé e del mondo. Devono ricordarsi che in termini economici contano ben poco rispetto a un ricco, ma da un punto di vista umano possono valere addirittura di più: più del loro stesso manager, che pure si sente un Padre eterno per i compensi folli di cui gode. Questo deve essere il metro di valutazione: perdere dei soldi non è perdere la vita, e non si deve accettare questa equivalenza.

Non so perché, ma mi vengono in mente i barboni e i giovani minimalisti. Mi rendo conto che potrebbero sembrare casi patologici, da dimenticare o per cui provare pena. Vorrei parlarne brevemente, per loro ho una certa simpatia perché dimostrano come si possa vivere senza denaro o con il minimo indispensabile, liberi da quella foga e da quella determinazione ordinarie e maniacali di chi ne è dipendente.

Il barbone è un uomo che guarda il mondo e siede al margine di una strada, o in una piazza, proprio per essere testimone di quanto succede. È come uno spettatore a teatro, seduto in prima fila. Quanto vede non gli piace e lo sa, ma non gli importa giudicare. Anzi non lo sa fare e non pone nemmeno troppa attenzione ai giudizi che, al contrario, subisce in continuazione. Se lo mandano via si alza tranquillo e, sempre senza fretta, si sposta altrove, tanto il mondo è così vario che lo si ritrova in ogni piazza. Non può essere cacciato dalla città perché non fa del male, l'unico reato che hanno cercato di appioppargli è di contribuire al degrado estetico, perché è brutto, sporco, ma soprattutto non ha il becco di un quattrino; è talmente privo di valore che non ha né nome né cognome, e forse nemmeno una data di nascita. È un barbone.

Non chiede soldi, non domanda l'elemosina, anche se quando è seduto sulla gradinata di una chiesa qualcuno gli dà una moneta. Lui, però, non la vuole. Ne ricordo uno, incontrato a San Francisco tanto tempo fa, che proprio per evitare di raccogliere centesimi aveva messo una scritta davanti a sé: «I need nothing», non ho bisogno di nulla.

Il barbone si nutre, e quando ha fame va nei cassonetti. Se si trova vicino a un ristorante famoso per il pesce, quella sera si nutrirà di coda di rospo, e se gli va bene persino di qualche granseola che all'ultimo momento una signora, temendo di ingrassare, ha lasciato nel piatto. Se vuole carne cambia semplicemente, non ristorante, ma cassonetto. Non ha problemi di colesterolo perché non sa cosa sia e ignora la medicina preventiva. Non si cura, non spende in barbiere né in profumi.

È un uomo che vive come se il denaro non ci fosse e sta a guardare la gente che passa, che si ferma a chiacchierare, che corre. E trova che il mondo è bello anche se triste. Non ha sermoni da fare, anche se ha un maestro vissuto nella Grecia antica, all'inizio della civiltà occidentale, uno che non ha avuto la stessa fortuna di Aristotele. Si chiamava Diogene: non faceva nulla e girava nudo dentro una botte con una lampada accesa per cercare l'uomo, e sembra che non sia riuscito a trovarlo. Oggi non si metterebbe nemmeno a cercarlo.

Il barbone talora legge un libro che trova nei cassonetti, quelli per la carta ne sono ricchissimi. Possiede persino un telefonino, buttato da qualcuno che deve sempre essere all'ultimo grido, e talora finge di telefonare. Non c'è la scheda, ma parla con i modi di un uomo d'affari, e il colloquio gli sembra interessante, anche se manca l'interlocutore.

Confesso che talora l'ho invidiato e nei miei sogni divento sovente un barbone. Penso sempre di sedermi fuori del portone di casa, per vedere come sarei trattato da mia moglie, dai miei figli e dai nipoti, che certamente non mi riconoscerebbero.

Mi sono, però, venuti in mente anche i minimalisti, un mondo in divenire ma già concreto.

Parlo spesso di queste persone che hanno scoperto come la maggior parte del denaro venga speso per l'inutile, e che serve semmai lavorare soltanto per sopravvivere.

I minimalisti si danno da fare per guadagnare il sufficiente a vivere, niente di più.

Il primo passo è distinguere ciò che serve davvero rispetto al superfluo. Naturalmente si può essere indotti a confondere l'inutile per necessario, e per evitare questo imbroglio basta tenersi lontani dai persuasori occulti.

In questo modo non ci si chiede cosa sarebbe il mondo senza Nutella, e non si ha neppure paura di restare senza una donna se non si usa il *parfum pour homme* della marca giusta. Il minimalista sa che non è vero, perché ha una ragazza che gli vuole bene e che a sua volta non usa un *parfum pour femme*.

I minimalisti fanno l'elenco delle cose indispensabili, e non per l'uomo in generale, ma per loro in maniera specifica, perché non sono filosofi teoretici ma individui che devono campare e guardano al concreto.

Il risultato sorprendente è che la lista di ciò che serve diventa molto breve, sino a concludere che per vivere basterebbe il 15 per cento di uno stipendio ordinario. Guadagnare di più è inutile.

Con questa consapevolezza, il minimalista decide di lavorare, ma solo per ottenere il denaro che gli serve, e così lavora poco. Non sente nemmeno il desiderio di un posto fisso e preferisce occupazioni saltuarie, con cui guadagnare quel tanto che basta e non un euro in più. Questi lavori occasionali non lo legano a una residenza fissa, è libero di spostarsi e cambiare nazione, usando biglietti *last minute* sia per il treno sia per gli aerei. Ha meno desideri indotti e maggiore libertà.

In questa visione la vita assume un senso diverso. Il minimalista è un raffinato, ama la cultura, il teatro, i libri e ha tempo per non far niente: la condizione giusta per lasciar nascere un'idea, magari una meditazione. Può fermarsi a discutere con chi condivide il suo stile di vita, o anche con chi la pensa all'opposto e va sempre «al massimo», seguendo il consiglio di Vasco Rossi.

I minimalisti sono giovani che hanno fatto un'altra scoperta, questa volta meno piacevole.

Non chiedono più denaro ai loro padri perché non ne hanno bisogno e non lo vogliono, sanno che quanto serve se lo possono guadagnare da soli.

Quei padri poveretti entrano in una crisi drammatica, perché pensavano di servire ai figli, erano persino disposti a farsi sfruttare. Ora invece, senza più richieste economiche, si sentono sconvolti, vanno dallo psichiatra a chiedere se non sia il caso di far visitare il figlio: non usa i soldi, deve essere malato grave.

Perché, è proprio vero, ai matti non importa nulla del denaro: se lo chiedono, basta allungare un foglio di carta con la cifra richiesta scritta a matita, e se ne vanno via contenti. Mi riferisco ai matti che si trovavano nei manicomi, quelle cittadelle in cui erano a migliaia, e che ora non ci sono più.

Trattando le malattie della mente provocate dal denaro, sono finito a parlare dei matti disinteressati ai soldi. Sembra una contraddizione, ma funziona proprio così: il denaro può portare alla follia ma, una volta diventati matti, si perde il vizio, ne scompare la voglia. Si può dire che la follia è la cura.

Questa contraddizione non è affatto strana, se si considera la malattia mentale un meccanismo difensivo che serve a contenere una sofferenza forte, una condizione di disadattamento. La malattia è un male indubbiamente, tuttavia ripara dal male maggiore che è l'impossibilità di vivere.

Verrebbe voglia di pensare all'utopia di una società senza denaro. Il cambiamento creerebbe sconcerto, con suicidi a catena, ma con ogni probabilità dopo poco la società assumerebbe un volto più tranquillo. Il potere esercitato dai soldi non esisterebbe più. La vita sarebbe così bella e diversa da quella attuale, che si dovrebbe parlare di una «società impazzita».

Tolti gli interessi economici, sparirebbe anche la voglia di comandare o come si dice di «governare», e si ritornerebbe a uno stato di natura, quello per intenderci che dominava nel paradiso terrestre o nell'età dell'oro. Età ben descritta da Esiodo quando afferma che l'uomo aveva tutto e l'unica differenza rispetto agli dèi era la mancanza dell'immortalità, per cui l'uomo moriva ma senza malattie e dolori, semplicemente in un sonno tranquillo. Che tempi magnifici rispetto ai *mala tempora* attuali!

Qui si muore affamati e con la penna in mano, per cambiare il testamento sotto l'arma puntata dai figli, che in sequenza chiedono una versione differente del testo iniziale. Uno muore sapendo che sarà portato in tribunale anche da cadavere.

È proprio un peccato che per i denari si divenga depressi e si soffra così gravemente, e allora non apparirà del tutto strano che io non abbia tanta simpatia per il ruolo dominante che questa carta possiede.

È noto che, nella classificazione delle depressioni, accanto a una forma pura se ne riconosce un'altra, combinata fasicamente con la maniacalità, con un comportamento antinomico. Si chiama depressione «bipolare» proprio perché dopo la fase depressiva, con modi e ritmi diversi, si passa alla fase maniacale.

Due espressioni mentali e comportamentali contrapposte, che sono state associate fin dai tempi di Kraepelin, nel 1897. Talora il depresso va a letto e il mattino si alza senza più quella cappa che lo soffocava, quel velo agli occhi che mostrava il mondo e l'immagine di sé come sgradevoli. Il soggetto entra in un attivismo sfrenato, con la smania di fare denaro, ma sovente anche di salvare il mondo intero. Insomma, passa al delirio di grandezza, si sente potente e mostra il suo potere anche attraverso i soldi, che spesso sostiene di possedere in quantità illimitate.

Questa fase sovente è riconoscibile per l'emissione di assegni scoperti o la stipula di contratti che non possono essere onorati. Talora c'è gente che arriva a rovinarsi economicamente. L'unica salvezza è dimostrare in tribunale la propria patologia, ma l'iter giudiziario non è semplice e spesso c'è spazio per ricadute in fasi depressive, con conseguente senso di colpa per quanto si è compiuto quando ci si sentiva pari agli dèi onnipotenti.

Questa alternanza chiama in causa fattori biologici, ma sicuramente anche il meccanismo del compenso. È come se, dopo tanta miseria patita durante la depressione, si cercasse psicologicamente una sortita, la grande sortita, sino a manifestare una ricchezza da Creso.

Devo ammettere di conoscere tanti maniacali e altrettanti depressi, a dimostrazione che non è facile l'equilibrio e che il denaro è tentatore, un demonio che spinge all'eccesso, sempre. Se si pecca, del resto, è meglio commettere grandi peccati e poi pentirsi.

L'equilibrio è veramente difficile anche perché prevede un salto qualitativo: bisogna ricondurre il denaro alla sua natura di mezzo, e non di fine, e ciò impedisce di colorare la vita con le tonalità verdi del dollaro.

Ansia

L'ansia forma con il denaro una coppia talmente abituale da non apparire nemmeno come sintomo, a meno che non si trasformi in angoscia, in panico.

Questo connubio ha come protagonista l'attesa. L'attesa del denaro che non arriva: controllando il conto in banca non risulta alcun versamento, il bonifico previsto non è tra le operazioni accreditate.

L'attesa di per sé è ansiogena, quella da denaro è drammatica, perché è come se dovesse arrivare una bombola di ossigeno che non giunge. Senza, non si riesce a vivere, ci si sente morire.

L'attesa è effettivamente una prova continua di morte: ci vediamo già spacciati, anche se poi magari una boccata di aria riusciamo a ottenerla e qualche volta ciò che attendiamo sopraggiunge.

Chi soffre di ansia da denaro chiama la banca, fa un sollecito, sente l'avvocato e poi il commercialista ma anche il padre spirituale, perché persino all'anima servono quei soldi che non arrivano.

L'attesa rallenta il tempo e un minuto diventa lungo quanto l'eternità. Cambia anche l'umore, perché ci si sente in dovere di fare altro, ma che senso ha se la cifra prevista non viene versata sul conto corrente?

La mente cerca di trovare il perché del ritardo. Si ipotizzano motivi neutri, semplici problemi burocratici: lo sciopero di ieri, le poste bloccate, il computer della banca che è lento. Ma si considerano anche ragioni drammatiche: il creditore non ha intenzione di pagare, vuole contestare la fattura per prendere tempo, o pensa addirittura a una causa in tribunale, anche se la somma dovuta è sacrosanta: in questa evenienza, con il passare del tempo, l'importo che una sentenza obbligherà a pagare si sarà svalutato. Un affare per il debitore.

Intanto l'ossigeno non arriva ed è inutile chiedere aiuto a qualche parente, per sentirsi dire che proprio il giorno prima ha acquistato un podere e adesso è in rosso. Ognuno racconta le sue disgrazie. Si è andati a chiedere aiuto e sembra quasi di doverne dare.

L'attesa musicata da Schönberg (*Erwartung*) ci descrive gli effetti drammatici, angosciosi, nell'aspettare una cosa vitale. Il tempo scorre lento, esile come un filo di ragno, ma ci si resta attaccati, per paura che l'oggetto desiderato non arrivi e si chiuda così il sipario dell'esistenza.

Il denaro atteso da benedetto diventa maledetto; e pensare che sembrava poter garantire una lunga boccata d'ossigeno.

L'immagine del denaro che fa respirare ne esprime bene il significato vitale, ma anche la conseguenza fatale di un suo mancato arrivo: senza soldi non si respira, si cerca ossigeno ma in gola al posto dell'aria entra la morte.

Già questo pensiero fa paura e mette angoscia. Viene voglia di gridare, ma l'urlo consuma troppa energia, e poi non serve a nulla perché quello che deve pagare non ti sente. Sembra di essere ormai nel deserto, nel nulla, perché senza denaro c'è soltanto il nulla.

L'ansia si associa alla paura, ed entrambe si influenzano a vicenda, tanto da apparire talora difficilmente distinguibili.

La paura è un meccanismo che mette in allerta di fronte a un pericolo, se non funziona perché non c'è modo di evitarlo, allora diventa ansia, che testimonia la difficoltà di vivere.

In questo caso, da opportunità di difesa, la paura si trasforma in una condizione di offesa. Paradossalmente spaventa e, invece di metterci nelle condizioni migliori per affrontare il pericolo, diventa consapevolezza della sua ineluttabilità e dunque della sconfitta, della resa.

I soldi non giungono, chi li doveva inviare non si fa trovare al telefono e tutto è chiaro.

Si può entrare in ansia per l'attesa di una lettera d'amore o per un regalo di compleanno che è stato spedito ma non è ancora stato recapitato. Il postino non ne sa niente e forse è andato perduto.

Il regalo è una sorpresa, magari una cosa rara e chissà cosa è successo.

La fantasia elabora situazioni che possono farsi persino drammatiche.

Questi sentimenti mostrano chiaramente che nell'attesa non conta tanto la realtà concreta, o come le cose si svolgono secondo la logica. Domina invece l'immaginazione, che sa costruire mostri e li fa agire facilmente, perché non si muovono in una foresta ma nella nostra testa, pure immagini dentro di noi, ridotte a paura. E allora anche un pachiderma può correre come un cerbiatto, nonostante le sue caratteristiche fisiche.

Nell'attesa si distinguono nettamente il pessimista, che vede nero fino a prova contraria, e l'ottimista, per cui tutto è sempre roseo, anche nel buio della notte. Per il primo, una persona che si avvicina è un nemico che ci vuole depredare del portafoglio o della vita. Per il secondo, è un poeta che vuole recitare una terzina scritta per noi, che lo abbiamo affascinato.

C'è una terza categoria, quella di cui faccio parte anch'io, il pessimista attivo. Se vedo uno sconosciuto, penso sia un nemico ma mi avvicino con timore e tremore e gli stringo la mano. E poi mi accorgo di avere il portafoglio vuoto.

L'attesa è veramente curiosa e da questo punto di vista capisco il «tempo reale».

Si manda un sms, e se non c'è una replica subitanea, si telefona per avvisare del messaggio inviato.

Oggi perlopiù si risponde immediatamente, e si dà una risposta sempre rassicurante ma proprio per questo totalmente falsa, e così si è rassicurati non sul vero, ma sul falso.

Il rischio è che tornino l'angoscia e l'ansia e ci si precipita a inviare sms.

L'attesa, il calcolo del tempo, le speranze e le delusioni, tutto si accumula fino all'arrivo del denaro desiderato, quando scoppia la felicità.

Nemmeno ci si rende conto che è lo stesso sentimento teorizzato dagli stoici, per i quali essere felici significa uscire da una rogna. In linea con questo principio, suggerivano di mettere un sassolino nella scarpa e di camminare un po', poi, quando il dolore diventa veramente straziante, di toglierlo. A quel punto si sente un piacere sconvolgente, al cui confronto un orgasmo è nulla.

Dalla paura al panico la distanza è breve. Ma si tratta di un netto peggioramento poiché il dio Pan, da cui origina la parola panico, era cattivo, con il volto gaudente e sarcastico.

Il panico ti fa sentire sospeso sul cornicione di un grattacielo di trecento piani, con un nemico che ti corre dietro urlandoti cosa ti capiterà se solo dovesse prenderti. Quindi acceleri e voli, nel senso di sfracellarti a terra.

Il panico è sempre improvviso, e l'esempio più chiaro è in una vera e propria patologia, la malattia da attacchi di panico.

Non è chiaro quanto vi incida il denaro, ma è certo che la sensazione di morte che si prova in questo disturbo rimanda al denaro. L'idea di perdere il conto in banca o di scoprire che i propri certificati di investimento non valgono più nulla e da ricchi ci si trova poveri, può scatenare qualsiasi reazione o comportamento. Nel panico si può anche ammazzare.

La violenza e le morti da denaro sono frequentissime e vanno collocate nell'ambito della paura. C'è una sentenza che le accomuna: «Se vuoi capire la violenza devi prima sapere cos'è la paura». E così si sottolinea che la paura genera violenza, ne è uno dei motori, il più importante.

Si può ammazzare per pochi euro.

Il caso che ho conosciuto a questo proposito, il più significativo, riguarda una donna che si era innamorata di un ragazzo e voleva viverci insieme, ma non riusciva a trovare casa. Assieme all'amato pensò quindi di sopprimere la madre, con cui lei viveva e che non le permetteva di portare a casa il «compagno». Morta la madre, l'appartamento si sarebbe liberato e i due amanti avrebbero potuto viverci, ovviamente – pensavano – pagando l'affitto al proprietario, 250 euro. Poiché gli era venuto il dubbio che, con la morte dell'inquilina, il proprietario potesse affittare l'appartamento ad altri, decisero di uccidere la madre ma di nasconderne il cadavere, e poi di andare a denunciare la scomparsa della donna. La scomparsa non implicava necessariamente la morte, e quindi avrebbero potuto usufruire della casa con una specie di diritto di prelazione. Insomma, una madre può valere 250 euro.

In confronto il gesto di Pietro Maso, che uccise i genitori per un'eredità oggi del valore di circa 800.000 euro, sembra addirittura un esempio di alto valore morale, quasi meritevole di un riconoscimento.

Negli ultimi anni alcuni anziani sono stati uccisi e derubati della pensione appena ritirata. Si era formata una banda che aspettava i pensionati all'uscita della posta, nel giorno in cui avvenivano i pagamenti. Una signora è morta per la sua pensione sociale di 400 euro.

La violenza per il denaro è una storia senza fine e si arricchisce ogni giorno di episodi che sembrano inventati; ma questo è uno dei campi del comportamento umano in cui la cronaca giunge al limite della fantasia e della perversione.

Mogli picchiate per spese che il marito considera inutili. Figli percossi violentemente perché hanno sperperato qualche euro in acquisti considerati irrilevanti dai genitori. Lotte per furti in casa da parte dei figli ai genitori, o delle mogli ai mariti. Donne che si prostituiscono a casa, davanti ai figli, per risparmiare sul costo delle camere da affittare a ore. Bambini venduti per fare sesso.

In nome del denaro l'uomo mostra un volto che non ha pari nel mondo animale, non certo tra le specie definite feroci. È il dramma della violenza e dell'umanità. Si deve spesso fare riferimento al denaro per capire, o per capire meglio, i delitti che dominano la cronaca quotidiana del nostro paese.

Qualche volta nei momenti di tristezza e di malinconia, di fronte a una società che per tanti versi non mi piace, penso al mondo senza denaro e senza rumore, e mi pare di avvicinarmi al paradiso terrestre.

D'estate vado proprio in un luogo in cui questi due elementi hanno un peso ridotto. Un villaggio in cui non serve avere tanti soldi, perché non si possono spendere, in quanto non c'è granché da comprare. E poiché si trova su una baia sperduta dell'oceano Atlantico, non c'è nemmeno la preoccupazione di cambiarsi d'abito o di controllare il proprio aspetto allo specchio.

È triste constatare che le preoccupazioni dominanti, accompagnate da un'ansia di vario grado, riguardano il denaro e non aspetti della vita personale e relazionale ben più essenziali, almeno per chi non è vittima del riduzionismo del mondo e dell'essere umano al denaro.

Non seguiamo abbastanza i nostri figli, con cui dovremmo stabilire rapporti affettivi più ricchi. Non stiamo attenti alle persone anziane, sovente sole anche se abitano nel nostro stesso appartamento e magari si trovano nella nostra stessa stanza. Non ci curiamo della situazione della comunità o del nostro gruppo sociale.

Tutta l'attenzione è diretta al denaro, a quello che c'è, ma anche a quello che manca, al denaro dei desideri fatto di sogni e sovente di stipendi da fame. Magari vicino a noi c'è chi spreca la propria ricchezza, disponendone in modo illimitato, e la nostra vita, invece, è fatta di privazioni, estese anche alle persone a cui vogliamo bene e che ci guardano come una fonte, da cui però non sgorga nulla.

Credo che per un padre il dolore della mancanza o dell'insufficienza di denaro sia dovuto alla delusione di non poter corrispondere a esigenze e desideri legittimi dei propri cari, dei figli.

Questo contribuisce in particolare a trasformare l'ansia in rabbia, in una frustrazione che non si riesce a contenere. Nel migliore dei casi si può diventare ladri o rapinatori.

Penso a un figlio intelligente che deve abbandonare l'università perché il padre ha perso il lavoro o ha dovuto spendere i propri risparmi per altre necessità, in apparenza più essenziali della cultura. E così non può dare al proprio figlio ciò che meriterebbe. Non può perché mancano i soldi. Ed è inutile chiederli agli uomini e anche a Dio, perché sembra distribuire più sventure che risorse per vivere meglio in questo mondo.

Maledetto denaro, che rende angusta la vita e impedisce di sorridere, perché nell'ingiustizia si è portati a usare i denti per mordere e le mani per colpire. Talvolta non si può portare un familiare malato nella clinica migliore, troppo costosa per le proprie possibilità economiche. Maledetto denaro.

Qualcuno ti guarda sapendo che sei l'unica àncora per la sua salvezza, e a te mancano i soldi e non sai come procurarteli, anche se sei disposto a fare qualsiasi lavoro, a impegnare persino la tua vita per aiutare tuo figlio a continuare a vivere. Maledetto denaro.

Se a muovere il mondo fossero la pietà, la comprensione e il dolore, allora anche tuo figlio avrebbe ciò che in quel momento gli è essenziale e che è possibile solo per altri: il tuo è diverso poiché ha un padre senza quattrini, che è come dire un uomo senza valore. Maledetto denaro.

Da questa giaculatoria in nome della pietà, si dovrebbe capire quanti volti assume l'ansia, di quante parole ha bisogno per essere definita.

Tra queste c'è il dolore. Un dolore che dipende dal denaro, in un mondo dove è possibile ottenere tutto, ma solo dietro pagamento. Professioni che si considerano nobili finiscono così per assomigliare al meretricio: nell'amore ci si offre, nella prostituzione ci si vende.

Così accade nella medicina o nella giustizia, spesso guidata e condizionata dalla disponibilità economica: con un bravo avvocato, ben pagato, si può evitare il carcere, con una difesa d'ufficio si rischiano pene infinite. Tutto questo mette rabbia e genera dolore.

Conosco la povertà e so quante discriminazioni esistono nella vita quotidiana e quante ingiustizie siano legate al fatto di avere o non avere denaro. Se non apri il portafoglio non si muove nulla, e nel silenzio si guarda alla tua disperazione con disprezzo. Cosa vuoi se non hai denaro? Cosa pretendi?

Maledetto denaro!

Parafrenia monetaria

Voglio ora parlare di un disturbo che ha un nome strano: parafrenia monetaria. Non si tratta di una definizione da economisti, ma si riferisce ai casi di chi libera una fantasia straordinaria sul denaro, e finisce per credere a situazioni puramente illusorie. Una sorta di delirio che, però, è nucleare, nel senso che si attiva solo su questo tema. In tutti gli altri pensieri e discorsi, lo stesso uomo che prima pareva matto adesso fa la figura del saggio e rivela grande equilibrio.

Originariamente si chiamava «parafrenia fantastica», proprio a indicare la natura immaginaria di idee e percezioni: il malato crede di essere ricco sfondato, ma una semplice verifica dei fatti lo smentisce. Ci sono persone che discutono di acquisti impossibili per le loro tasche, e trattano al telefono affari fuori portata anche per Paperon de' Paperoni; il tutto con grande serietà e con una proprietà di linguaggio che sembra impossibile per un malato. Raccontano di proprietà sontuose, accordi giganteschi, imperi commerciali, compravendite di pacchetti azionari. E a ogni richiesta di precisazioni fiorisce una serie altrettanto lunga di risposte immaginarie, castelli in aria costruiti con un *savoir-faire* degno di un compìto uomo d'affari.

La differenza rispetto al delirio è il nucleo preciso delle fantasie, al di fuori del quale non si rileva nulla di stravagante. Nel delirio invece tutto il mondo è ridotto a un'idea, e quindi non c'è uno spazio in cui il delirante possa sembrare adeguato alla realtà in cui si trova a vivere.

La parafrenia si manifesta solo quando si tocca un tema specifico. Basta una parola per scatenarla, ma è sufficiente anche solo cambiare il discorso per arginarla e accantonarla.

Questo caso è interessante perché, rispetto a considerazioni fatte in precedenza, mostra ancora meglio come il denaro possa influenzare il pensiero. Se l'ansia e la depressione sono patologie che rimandano prevalentemente alla sfera affettiva, la parafrenia si lega al mondo del pensiero, della razionalità.

All'interno di un discorso non si notano contraddizioni evidenti tra un'affermazione e l'altra, ma si percepisce una coerenza fantastica, legata all'eccesso, che il malato sostiene ed esprime con grande serietà, convinto di attenersi esattamente ai fatti.

Nella parafrenia il paziente crede veramente a ciò che racconta, ed è incredibile e divertente, perché il clima è da *grandeur*, e talmente esagerato che sembra un paradosso, compatibile con l'umorismo o con i motti di spirito.

Scarti tra ricchezze reali e dichiarate sono frequenti anche quando non si arriva alla patologia. È facile trovare un romano *de Roma* che esagera sulle sue condizioni economiche, come del resto fa anche per organi meno simbolici, che appartengono alla sfera della sessualità. Altrettanto facile è trovare un veneto che piange miseria e nasconde una grossa ricchezza.

Così in vacanza, con vicini d'ombrellone che non sanno nulla delle rispettive vite private, ci si mette un po' di fantasia nel parlare della propria situazione professionale ed economica, le abitazioni si ingrandiscono almeno del 20 per cento, i garage raddoppiano, e il giardino si sviluppa in maniera esagerata: tre vasi di gerani attaccati al davanzale del poggiolo diventano il Giardino di Boboli.

Queste spacconate, però, sono consapevoli e chi parla sa qual è la verità. Nella parafrenia invece si crede a quello che si dice, come accadeva al barone di Münchhausen che raccontava viaggi assurdi con tanto di dettagli, pienamente convinto di averli compiuti.

A me questi malati sono simpatici, e ai colloqui cerco di adeguarmi alla parafrenia parlando anche del mio caso, in una metamorfosi talmente straordinaria che alla fine un paziente mi ha detto: «Professore, con tutto quello che lei ha, non mi permetto nemmeno di chiederle la parcella della visita per non offenderla».

Stupidità

Ci sono altri comportamenti legati al denaro che non sono oggetto di studio della psichiatria e quindi non hanno un nome preciso. Anche se non conducono nei piccoli o grandi manicomi della follia, sono comunque tremendi, impoveriscono la mente, quando non causano addirittura la sua degenerazione.

Tra questi mali il più diffuso mi sembra la stupidità da denaro.

In questo caso le capacità mentali ridotte si manifestano nel parlare proprio di soldi, come investirli, usarli, consumarli. E se si fa riferimento a qualsiasi altro argomento, subito il discorso viene riportato al denaro, basta una frase. Nulla ne è estraneo. È un po' quello che accade con alcuni teologi, che tirano in ballo Dio anche quando si parla di spaghetti al pomodoro, perché si mangia per vivere ma la vita è diretta alla morte e quindi all'incontro con il Padre. Anche da un banale prurito si arriva subito al Padre eterno.

Nei casi che trattiamo, basta uno stimolo e si pensa al denaro. Al di là dei soldi non esiste nulla, persino gli altri pianeti del sistema solare hanno fortune da conquistare e l'uomo deve raggiungerli con le navette spaziali per trarne vantaggi economici. Magari si inizia a parlare del valore commerciale di Saturno, superiore a quello di Marte, certamente gli anelli hanno anche un valore storico e artistico, e cos'è l'arte se non una forma di denaro?

Se indossi una maglietta nuova, subito la domanda è: quanto costa? Se sei stato ricoverato per un mal di pancia, la questione è: quanto hai pagato? Se parli di lavoro, qual è lo stipendio?

Sembrerà strano, ma non c'è tema che non abbia una dimensione economica. Quindi la stupidità da denaro è certamente facilitata dalla cultura dominante che attribuisce un valore in denaro persino alle persone e a parti del loro corpo. Così è per il piede degli attaccanti di classe, per la mano dei grandi interpreti di Chopin o per i capezzoli delle belle donne: solo per intravederli, si arrivano a pagare in contanti (e in nero) somme incredibili.

E se uno non ha un centesimo, si pone la questione di fondo: come mai non si è impegnato a guadagnare? E si torna a parlare di soldi.

Questa malattia è più diffusa nelle donne. Alcune conoscono i prezzi di ogni cosa, sanno alla perfezione ciò che vale e ciò che non vale, s'intende sul piano economico. E le cose sono buone e belle senza nemmeno guardarle, basta il prezzo. Se una borsa di Prada è una gran borsa, una sua imitazione è immondizia, non fa parte neppure della stessa categoria merceologica. Un orologio o ha quel nome, e quindi quel prezzo, oppure non è un orologio, ma una patacca che gli assomiglia. Un abito o è firmato oppure, anche se pressoché identico, è un semplice grembiule di pessimo gusto.

Ricordo di aver fatto un esperimento a questo proposito. Conoscevo un atelier che produceva abiti e lavorava anche per una griffe di successo. Ricevuti il modello e le indicazioni sul tessuto, realizzava materialmente l'abito. L'esecuzione era molto attenta, ma veniva considerata un passaggio meno importante rispetto alle fasi di progettazione.

Riuscii a farmi dare un abito della serie senza che vi fosse cucita la griffe: un prêt-à-porter con una marca inventata al momento, priva di qualsiasi fascino. Feci vedere l'abito a molte persone che lo trovarono orrendo, un obbrobrio, e molte mi facevano notare come la stoffa non avesse quella morbidezza tipica delle creazioni di una maison. Difendevano il lusso con una verve che ricordava le grandi arringhe degli avvocati di un tempo.

Mi ricordai che una cosa analoga mi era accaduta nel campo dell'arte. Avevo tra i miei pazienti Carlo Zinelli, uno schizofrenico che frequentava l'atelier di pittura del manicomio e componeva opere di grandissimo interesse artistico, anche secondo pittori e critici che si interessavano dell'atelier. Nonostante questi pareri, tuttavia, quando dichiaravo a qualcuno la follia dell'autore, non riuscivo a far percepire quei lavori come opere d'arte.

Un amico, lo scultore Michael Noble, di madre scozzese e padre inglese, che aveva sposato una nobildonna di grande fascino, la contessa Borletti, e abitava in una magnifica villa sul lago di Garda, con una collezione di opere d'arte da far invidia a un museo, pose in salotto anche un dipinto di Carlo.

Gli invitati si fermavano davanti al quadro del mio matto, attenti a cercare l'attribuzione più confacente per spiegare la bellezza e l'originalità dell'opera. In alcune occasioni ne fui testimone io stesso: quando il mio amico diceva che il quadro era di Carlo Zinelli, gli ospiti sbiancavano e si mettevano rapidamente a cercare qualche segno che distinguesse quell'opera dall'arte vera.

La stupidità da denaro raggiunge livelli che a volte superano ampiamente le oligofrenie più gravi.

Oligofrenia vuol dire «poco cervello» e il termine si riferisce a quei casi in cui sia il livello intellettivo, mostrato con la scala di Weiss, sia lo sviluppo affettivo sono veramente sotto soglia. Ebbene la stupidità da denaro giunge a livelli in cui si passa sovente dall'oligofrenia all'acefalia, che vuol dire «senza cervello».

Ciò che caratterizza questa stupidità patologica è l'esclusività dell'interesse del paziente per un solo oggetto, in questo caso il denaro, cui si attribuiscono un senso e un ruolo eccessivi. Le facoltà mentali risultano impoverite, totalmente occupate da quest'unica preoccupazione.

In altri casi l'idea esclusiva riguarda il sesso, per cui tutto il mondo sembra ridursi soltanto a donne che vogliono fare l'amore, e che desidererebbero farlo proprio con l'interessato.

La stessa visione è presente nella stupidità da denaro. È come se il mondo fosse fatto solo di soldi e il paradiso fosse una banca gestita dal Padre eterno, capace di garantire finalmente un buon esercizio, trasparente e giusto; un servizio riservato ai propri figli e non a semplici clienti che, già a definirli così, sembrano vittime di truffe e nel caso migliore di usura mascherata.

Anche quando in una conversazione si affrontano temi diversi, tutto viene sempre e presto ricondotto al denaro. Questo riguarda anche persone con una mente potenzialmente interessante incarcerata, però, nel pensiero del denaro.

Se si parla di atolli e della loro bellezza, la domanda è: quanto costano? Non esiste nulla, insomma, che non sia riconducibile al denaro, come se fosse l'anima del mondo.

Alla base di queste considerazioni non c'è una lettura che intende demonizzare il denaro. Non è il denaro in sé a provocare la stupidità, ma l'interesse che accende.

Se il denaro invade tutto il mondo e tutto lo spazio mentale, diventa veramente un veleno per il singolo e per la società; se invece rimane nei limiti di un nutrimento utile per la propria esistenza e per la vita sociale, allora si pone al servizio dell'uomo e non può che ricevere elogi, senza nessuna condanna.

Insomma, *est modus in rebus*. Tra un bicchiere di vino per celebrare un anniversario e la dipendenza da alcol o il bere a garganella c'è un salto notevole: il vino di per sé non è un male, è il modo in cui lo si consuma a fare la differenza. Così, anche le nuove tecnologie possono essere angeli o demoni, a seconda dell'uso che se ne fa. Se Internet ci aiuta a vivere attivamente nel mondo reale è una meraviglia; diventa un problema solo se lo si usa per molte ore al giorno, sostituendo il mondo reale con quello virtuale.

La stupidità da denaro si lega all'importanza che gli viene data, fino a toglierla a tutto il resto.

Conosco molte persone che ne soffrono, ebbene sono banali, tremendamente noiose, e se le si incontra a una cena si sarebbe disposti a pagarle perché cambino posto. Starebbero meglio di fianco a persone come loro, affascinate solo dal denaro che hanno o che non hanno. A forza di parlare di soldi, si alzerebbero tutte da tavola sentendosi più ricche.

La banalità delle persone che vedono, pensano e sognano soltanto denaro è asfissiante. Pur di non stare con loro, vien voglia di fermarsi con un cane randagio a parlare del più e del meno, di quanto la vita sia difficile e talora noiosa.

A questo punto, però, bisogna che all'uomo, e al cane, non venga in mente la solita idea: se si fosse pieni di soldi, tutto cambierebbe.

Immoralità

Il denaro induce facilmente l'immoralità. Per denaro si fa tutto, anche quello che non si compirebbe mai per altre motivazioni.

Sembra addirittura che gli esseri umani, anche quelli che non riducono tutto ai soldi, conoscano due morali: una si applica quando si agisce per denaro, l'altra quando il denaro non c'entra.

Se si può pagare in nero una prestazione per risparmiare sull'Iva, non ci sono motivi per non farlo. Non lo si considera nemmeno un peccato sociale, sia pure veniale. È semplicemente un'opportunità.

Insomma, anche le persone più scrupolose hanno una doppia morale e ne riservano una ai soldi, alla moneta.

La rigidità dei moralisti, anche i più osservanti, si allenta. Si aprono pertugi o vere e proprie porte, si accettano comportamenti altrimenti giudicati di una gravità da stracciarsi le vesti.

Questo atteggiamento lascia spazio alla corruzione, magari definita in modo un po' più sfumato, applicando con generosità termini eleganti.

Viene in mente anche il caso delle raccomandazioni, distinte dalle segnalazioni con raffinata filosofia. Hai fatto una raccomandazione o una segnalazione?

La prima è ingiusta, fa gridare vendetta e rientra nella più bieca prepotenza, mentre la segnalazione è doverosa, si impone quasi come un riconoscimento all'impegno e ai meriti. Segnalo quel tale perché è bravissimo, studiosissimo, genialissimo.

Non si può applicare il silenzio, avrebbe l'effetto di una sentenza: perché non si è segnalato quel tale, nipote di un personaggio importante? Forse perché non vale proprio niente? O al contrario, meriterebbe alla grande di vincere il concorso, ma chi dovrebbe segnalarlo lo odia? Il silenzio, in questo caso, vorrebbe dire: bocciatelo.

È un vero labirinto verbale che tende a convincere di aver fatto la cosa giusta, qualsiasi essa sia. E nel gioco di parole si erge la morale del denaro.

«Io non l'ho accettato per me, ma per la fondazione che ho istituito e che si occupa dei bambini malati del Burkina Faso.»

«Quel denaro non è stato rifiutato per non fare uno sgarbo al donatore, che ci sarebbe rimasto male e lo avrebbe preso come un affronto, come se io fossi una persona superba, mentre sono modesto e allora per coerenza l'ho preso in attesa di destinarlo a opere di bene.»

«Ho accettato quella somma per il partito.»

«Non era una tangente ma una donazione, e io ho ricevuto il pacchetto senza nemmeno aprirlo, pensavo che contenesse dei cioccolatini, e infatti era legato con un nastrino natalizio color oro.»

«Qualcuno ha pagato la proprietaria della casa che io stavo trattando e non so davvero chi lo abbia fatto. Anzi mi ha creato un problema, avrei preferito pagare perché sono un uomo giusto e preciso, ma talvolta per non essere maleducato...»

«Sì, ho incontrato quella signora, ma è una massaggiatrice per il mio torcicollo e nient'altro.»

Alla base della corruzione c'è un fenomeno costante. Chi prende le mazzette, e di buona fattura, ogni tanto deve mostrarsi severissimo, gridando di essere inattaccabile sul piano della morale professionale, e anche sul piano della Morale con l'iniziale maiuscola, quella che riguarda il rapporto tra l'uomo e il Cielo.

C'è poi una seconda caratteristica necessaria per essere un buon corrotto. Bisogna far parte almeno di una commissione etica, dove non si parla che di rigore: «Piuttosto la morte che tradire i propri princìpi morali».

Un vero capolavoro della falsità e della volgarità, decorata di cattivo gusto.

Questa malattia è davvero diffusa. A proposito di uso immorale del denaro, un capitolo potrebbe scriverlo la Chiesa, depositaria dei princìpi della Morale maiuscola, o almeno quei cardinali che hanno gestito le casse del Vaticano per anni.

Un tempo nella classificazione delle malattie di mente si ricordava anche la follia morale, per indicare un comportamento lontano dai princìpi di una religione o di una società. Si trattava sempre di amoralità legata a comportamenti sessuali o all'uso del denaro.

Oggi non se ne parla più, e così è possibile commettere azioni immorali senza disturbare i tribunali e nemmeno i confessori. *Nihil obstat.*

Non deve sorprendere il legame tra morale e follia, se solo si tiene presente che la morale regola i comportamenti e ne definisce l'accettabilità, e che la follia si caratterizza per comportamenti fuori norma. La cura li deve riportare dentro, coerentemente alla morale che li guida.

Ho conosciuto psichiatri che ritenevano guariti i malati se si convertivano a Dio e non peccavano più: la normalità era il modo di vivere secondo i princìpi della Chiesa in cui quegli psichiatri credevano.

Un caso esemplare è quello dell'omosessualità, ritenuta fino al 1992 malattia e curata come tale. Mi ricordo le molte cartelle del manicomio con la scritta «Omosessualità» a indicare la categoria patologica. L'omosessuale al contempo riceveva un giudizio di condanna morale.

Dopo la decisione dell'Organizzazione mondiale della sanità di cancellarla dall'elenco delle malattie, l'omosessualità è stata ridotta a caratteristica della personalità e non più a malattia.

Anche moralmente l'ex malato è stato assolto, benché più lentamente, da un peccato che non esiste più.

Le regole cambiano e spariscono persino il limbo e i purgatori. E questo è avvenuto assieme alla chiusura dei manicomi. Chissà se si è trattato di semplice casualità!

Insomma, peccato e malattia di mente non sono stati sempre separati. Anzi non sono mai stati nettamente divisi. Esistono ancora i riti degli esorcisti accanto alle terapie degli psichiatri. In un caso si caccia il demonio, nell'altro delle molecole impazzite, forse indemoniate.

Non è certo questa la concezione che domina nella psichiatria scientifica, che io perseguo e sogno, ma che ancora non riesce a ergersi con autorità. Quello che abbiamo imparato dalla biologia negli ultimi decenni è importante, ma c'è ancora moltissimo da sapere. Anzi si ha l'impressione che ogni scoperta riveli ancor più la nostra ignoranza.

È certo comunque che il denaro altera la morale. Si può persino parlare di un'etica del denaro, con alcuni princìpi chiari e molto significativi.

Il primo recita: «È meglio guadagnare in maniera onesta, ma non è la sola forma per farlo».

Il secondo: «Il peccatore con tanti soldi ha addirittura meno colpa di chi non commette peccato, perché agisce, al confronto, con maggior buon senso».

Il terzo: «Se la morale funzionasse, l'uomo sarebbe perfetto e la stessa morale contraddirebbe la verità secondo cui l'uomo è sempre limitato».

Il quarto: «Bisogna ritenere immorale soprattutto chi imbroglia facendosi scoprire, perché genera scandalo e guai a chi scandalizza, soprattutto gli ingenui». E la colpa non sta nell'azione ma nel come è stata compiuta. La morale riguarda la forma, non la sostanza.

Il quinto: «Se sbagli pentiti, ma non smettere di sbagliare:

assumeresti l'atteggiamento dei superbi, che sono antipatici anche se diventano onesti».

Il sesto: «Se stai male dopo un gesto immorale, ripeti il peccato fino a che non sembrerà più tale: da quel momento continuerai a commetterlo ma ti sembrerà di fare cosa giusta».

Il settimo: «Per sentirti onesto frequenta persone più immorali di te».

L'ottavo: «Se l'hai fatta veramente grossa e hai ottenuto una quantità di soldi veramente grande, allora, solo allora, pentiti, ma non dirlo a nessuno, nemmeno al confessore».

Il nono: «Segui una volta all'anno un corso di morale perché se conosci ciò che è proibito, hai più probabilità di farlo. Niente è così stimolante come ciò che non si deve, ma si può fare».

Il decimo e ultimo: «Evita i grandi moralisti perché ti fregano sempre, sono dei maestri e i maestri vanno citati, ma mai frequentati».

Pensavo di divertirmi componendo questo decalogo della non-morale del tempo presente, ma sono diventato triste. E devo parlare della distruttività.

Distruttività

È una piccola apocalisse: si distrugge e ci si distrugge. Per questo la distruttività è diversa dalla violenza, che è diretta contro qualcuno e permette di distinguere sempre un aggressore e una vittima. Nella distruttività questi due personaggi sono riuniti nello stesso individuo che sembra recitare il «Muoia Sansone con tutti i filistei». Accade sovente che un omicida, dopo aver eliminato la moglie e magari i figli, si uccida. Un'apocalisse della famiglia, in cui tutto è cancellato. È la fine del mondo. Non resta più nulla come a Cartagine, cosparsa di sale per impedire che crescesse persino un filo d'erba.

Le motivazioni e la dinamica di questo comportamento sono tipiche, e si separano nettamente dalla violenza eterodiretta.

L'omicidio e il suicidio hanno un obiettivo unico: si uccide l'altro o si ammazza se stessi. Nella distruttività domina la disperazione del singolo, la percezione che tutto, proprio tutto non funziona, ogni cosa ha perso senso e si è trasformata in male. Allora si rompe tutto, si rovina anche la casa di famiglia affinché non resti più nulla.

Dominano il senso di vuoto e la presa di coscienza del male di vivere. Si vuole distruggere il mondo, in una sorta di comportamento titanico. Chi lo compie è un eroe della morte, che cancella tutto, persino se stesso.

In quest'opera il denaro non serve a cancellare il mondo fisico, ma la personalità e il senso sociale dell'uomo, che rompe le relazioni, le frammenta, ne fa macerie.

L'azione del denaro non rimane mai limitata al singolo, ma pervade la famiglia e finisce per contagiare tutti i suoi componenti.

Porta alla distruzione dei figli, che se dispongono di troppi soldi si sentono sovrumani e, se non ne hanno, si ritengono miserevoli e ignorati. Agisce sulla serenità delle donne, che devono condurre la casa con patrimoni che hanno la consistenza dell'ombra, sono puro desiderio. Annienta vite che potrebbero avere un senso, cancella la dignità e la voglia di stare al mondo. Porta sovente alla prostituzione, che è l'annientamento del corpo.

Bisogna recuperare l'analogia denaro-droga, non per allestire una scenografia del terrore, ma per mostrare come uno strumento potenzialmente utile possa diventare un mostro.

Si arriva infatti a conseguenze assurde: chi non ha denaro ma ne è ossessionato, come da una droga, finisce per spendere più di chi vive nel benessere; è capace di rubare, ma spreca subito quanto ottiene cercando la propria distruzione. Nella dipendenza non si può certo parlare di piacere, ma semplicemente di masochismo, di voglia di morte, di eliminazione lenta.

In questo quadro rientrano anche le ingiustizie sociali, con persone che il denaro lo sprecano e altre che lo possono solo sognare ma non possedere. Il lusso smodato e l'indigenza.

Non so se sia giusto esaltare un bicchiere di vino, cantandolo persino in versi, e poi condannare chi con il vino si riempie il ventre e si stordisce la testa. Certo, però, bere con misura è una cosa piacevole ed elegante; chi eccede invece trasforma un piccolo piacere in una bomba, con cui finisce per distruggersi come uno strambo kamikaze.

È così per molte cose. Ci vuole misura, stile, ma bisogna insegnarli, dare l'esempio, non bastano le prediche.

Occorre convincersi che la misura di tutte le cose è l'uomo, non il denaro: lo diceva già Protagora nel quinto secolo a.C. Per vivere il denaro è indispensabile, ma non può sostituire mai l'uomo nella sua complessità, con il suo dolore, le delusioni, la sofferenza, la solitudine.

Si può fare del denaro uno strumento di distruzione, sia quando ce n'è molto, sia quando manca totalmente.

Conosco persone che vivono per spendere, per accumulare, per mostrare quello che possiedono; gente che non assomiglia nemmeno più all'uomo, ma a un burattino mosso dal denaro.

Il denaro, come la droga, uccide mentre promette metamorfosi da sogno.

Forse sto sfiorando il patetico, o almeno mostro in maniera eccessiva di essere vecchio e di non credere più nei freddi calcoli, ma soltanto in rapporti fatti di amore e di comprensione. E allora quando un uomo e la sua famiglia vivono il dramma di una distruzione apocalittica, non servono le formule della scienza, ma occorre trasmettere i sentimenti, mostrare la propria partecipazione sofferta.

Forse sto mettendo in scena una tragedia che a molti sembrerà esagerata. Mi si potrebbero far notare i vantaggi della ricchezza o l'importanza di far parte del G8, il consesso dei paesi economicamente più ricchi. Mi si potrebbero mostrare i tanti benefici legati al denaro di cui io godo. Incluso lo scrivere questo libro come se si trattasse di una lettera a persone a me care, alle quali posso rivelare i miei sentimenti.

Forse il mio è un lamento verso chi soffre. Io amo gli uomini, soprattutto quelli del dolore, e ora so che amo anche i malati del denaro: i malati da privazione e gli obesi della ricchezza e dello spreco.

La distruttività va oltre le classificazioni cliniche, porta direttamente alla morte. Di fronte a questa apocalisse anche uno psichiatra si sente inutile, impotente.

È come quando un figlio afferma di non aver bisogno della madre: lei perde il suo ruolo e il suo stesso significato. Se nessuno va più in chiesa i sacerdoti, che sono gli apostoli della parola di Cristo, non si sentono più uomini del sacro.

La distruttività si inserisce in un processo di alienazione totale, dove non si distingue più nemmeno chi cura e chi è curato, il malato e il medico.

Nell'apocalisse perdiamo addirittura il nome e diventiamo dei nessuno, diretti verso un destino ignoto: la distruzione e il nulla.

Così il denaro, con tutta la sua potenza, genera il nulla. La montagna partorisce un topolino. Un topolino morto, per giunta.

Senso del limite da una parte, dall'altra distruttività che vuol dire anche ingiustizia e degrado.

La società del denaro non coglie la bellezza del mondo e neanche il suo affanno, riduce l'uomo a un salvadanaio che si può rompere troppo facilmente, lasciando solo dei cocci. L'uomo non merita di diventare un contenitore di monete. Questa è la follia, oggi talmente diffusa da sembrare normale. Ma non lo è.

È distruttività, provocata dal denaro e per il denaro: un oggetto che invece di creare progresso può provocare la morte.

La distruttività cancella il futuro e rende inutile anche il Cielo. E mi pare che muoiano persino gli dèi.

Inoltre non si possono dimenticare le armi e gli arsenali militari che, per una metamorfosi stregata e maligna, nascono proprio dal denaro. Dai soldi hanno origine le armi di distruzione, i missili, le bombe intelligenti, gli aerei senza pilota, le cosiddette «missioni di pace», con i soldati che sparano e muoiono sotto le granate. Tutto questo è denaro malato, prostituito, impazzito. Denaro coniugato con il potere violento, per un delirio che nessuno psichiatra è chiamato a curare.

C'è poi il denaro usato dalla pedofilia organizzata, per distruggere bambini che vorrebbero soltanto giocare e ne hanno il sacrosanto diritto.

La civiltà della ricchezza contiene tutto questo e io ne ho orrore. Per quanto abbia cercato di vedere il denaro come qualcosa di utile, non riesco più a guardare in faccia questo personaggio, così tremendo e potente, formato da un cumulo di fogli di carta.

Lo so, per prepararsi al bene, bisogna ricordare anche la distruzione. Lo so, le virtù si contrappongono sempre ai vizi.

Guardando a questa civiltà della ricchezza, però, vedo più croci di guerra che giardini fioriti.

Del resto, so che i fiori nascono anche spontaneamente, senza spendere nemmeno un centesimo. E so anche che si potrebbe sentire meglio il loro profumo, se i giardini non fossero nascosti dietro vastissime reti di recinzione. Un altro segno della forza del denaro. La forza del mio che è negato a te. Il mio, chiuso ermeticamente.

Così i fiori non profumano più. Anch'essi sono classificati in base al costo.

Non esistono più la campanula barbata, il giglio martagone, la scarpetta della Madonna e la genziana: sono numeri, cifre.

Il fiore ha perso la sua bellezza e il suo mistero.

Hanno un costo anche i crisantemi che porto sulla tomba

dei miei cari, di mio padre, di mia madre, di mia sorella, persone straordinarie senza portafoglio.

È tempo di fermarsi dinanzi a una banconota e pensare. Io oggi mi metto dinanzi a dieci euro e piangerò. Forse è ridicolo o forse è solo umano: triste e inutile.

Una società per la mente

L'uomo innanzitutto

Il dubbio che le scienze del comportamento siano legittimate a occuparsi del denaro ora si è veramente sciolto. Interrogarsi su questo tema mi sembra addirittura una strategia retorica, usata per rendere la comunicazione più incisiva. Come quando si promuove ad arte un'attesa allarmante, per poi fornire subito una rassicurazione: il salto tra immaginazione e realtà ha l'effetto quasi del miracolo.

Il denaro condiziona la salute della mente, che dipende dalle relazioni, dagli incontri, dalle esperienze.

Dopo il viaggio che abbiamo fatto, attraverso gli effetti che si producono nel nostro cervello, possiamo dire che il denaro ha un ruolo di primaria importanza. Ricorda il ruolo della madre per un bambino, con quel legame continuo, presente anche nella sua assenza, che permea la fantasia e i sogni.

Allora, poiché l'argomento non riguarda più soltanto le scienze dell'economia e della finanza, ci si può chiedere quale spazio riservare alle scienze che studiano la mente e i comportamenti umani.

A questo proposito mi si è formata una convinzione forte, un postulato: le psicologie devono affermare i criteri per ricostituire una società che non si fondi sui bisogni dell'economia ma su quelli dell'uomo; i mercati sono soltanto un modo per dare risposta a questi bisogni. E così il denaro serve a risolvere i problemi e non deve indurre esigenze che fanno saltare l'equilibrio della mente, disturbando le relazioni fra gli uomini e la vita della società.

Le economie dunque devono fondarsi sui bisogni concreti dell'uomo, sui bisogni di questo uomo, in questo preciso momento storico.

Se è vero – come mi sembra – che nella attuale società i vecchi bisogni di sopravvivenza della nostra dimensione corporea contano meno delle nuove esigenze psicologiche, allora bisogna inventare un'economia che risponda a questo cambiamento.

Non ha senso un'economia con leggi proprie, estranee alle necessità delle esigenze propriamente umane, quasi fosse un tumore che altera la funzione degli organi e l'attività della mente dell'uomo.

Nel nostro paese la situazione è grave perché l'economia, e in generale le discipline che si occupano del denaro, hanno perso di vista il loro scopo primario e sono entrate in una logica non compatibile con l'organismo sociale, che dunque invadono e stravolgono. Quando l'economia assume dimensioni spropositate, ma non corrispondenti ai bisogni della mente, può giungere a schiacciarla e a non lasciarle più spazio per operare.

È una metafora drammatica, ma mi sembra che il rapporto tra il denaro e l'uomo sia arrivato a questo livello.

L'economia si concentra sempre sugli uomini, ma ne sceglie pochi e impedisce agli altri di vivere. La mente, invece, fa di ogni uomo il nodo di una rete comune, costruisce dunque l'uomo di relazione, compartecipe alla vita di ogni altro suo simile: l'azione di un individuo si trasmette alla rete e a tutti i suoi nodi.

Questo è l'imperativo dell'era attuale, che si fonda sulle menti, sulle psicologie e non più sugli imperativi della lotta e della contrapposizione, che spinge un uomo a eliminare o sottomettere un altro uomo. Serve un'antropologia dell'insieme e della cooperazione.

L'apertura dei confini nazionali è un'esigenza della mente, per una migliore qualità di vita dell'uomo sul pianeta, e non può essere ridotta a una necessità di mercato per rendere più semplici gli scambi commerciali. Oltre alla moneta unica, deve esistere una società unica. Serve quindi anche una lingua che permetta di parlare ovunque e con chiunque.

Occorre partire da ciò che è utile per l'uomo, adeguando di conseguenza il pensiero economico. Di solito invece accade il contrario e si impongono teorie che non tengono in considerazione le sue esigenze.

Non solo le discipline psicologiche hanno diritto di occuparsi del denaro, ma devono informare le scienze economiche, chiarendo chi è l'uomo del tempo presente e quali sono le sue esigenze. Allora il denaro guarderà all'uomo e non sarà l'uomo a guardare al denaro con quell'ansia e quella paura che possono paralizzarlo. Mentre alcuni vanno al massimo e, come succede in tempo di guerra, si arricchiscono al mercato nero, molti altri soffrono.

Se l'uomo del tempo presente sente il bisogno di appartenere al mondo più che allo stivale d'Italia, allora occorre che le economie non lo ostacolino con barriere che dividono i popoli. Se l'uomo di oggi vuole vivere sul pianeta intero e spostarsi da un'area all'altra per pura curiosità o interesse culturale, bisogna evitare che malattie ad alto rischio, sparite da tempo nel paese di origine, ostacolino gli spostamenti.

La salute deve riguardare tutti e non è possibile negare le cure ad alcuni che, tra l'altro, se si ammalano sono fonte di contagio. Il problema non è cacciare i clandestini, un'idea da fantascienza, quanto piuttosto garantire le cure a chiunque, in qualsiasi luogo del mondo si trovi, prevenendo così il diffondersi delle malattie.

Questo principio deve precedere qualunque legge sull'immigrazione.

La creazione di bisogni indotti, attraverso modelli e spot pubblicitari, e l'impossibilità per molti di soddisfarli, generano spesso reazioni di frustrazione, che le scienze economiche non riescono a gestire.

Chi si occupa di comportamento umano sa che la frustrazione è un debito di violenza. Per raggiungere il bene desiderato, dunque, si sarà disposti anche a usare la forza.

Allora, se i bisogni indotti si accompagnano a un livello di frustrazione elevato, l'obiettivo economico di vendere oggetti di lusso o di culto porterà soltanto violenza. E non si risolverà con le forze di polizia, che costano tantissimo, e nemmeno con la pena del carcere, ancora più dispendiosa (una giornata in prigione costa mediamente 350 euro). La soluzione è non indurre bisogni artificiosi, giustificati solo dal profitto, ma estranei a ogni regola dettata invece dalla conoscenza dell'uomo.

Si può acquistare una bella auto, un telefonino di ultima generazione e c'è persino chi si compra il titolo di studio, ma non è possibile ottenere tutto con il solo denaro.

Se chi ha meritato faticosamente la laurea non trova un impiego, proverà una frustrazione che sa già di rabbia e di violenza.

In certi casi bisogna addirittura nascondere il proprio titolo di studio, come è successo in un recente concorso per casellanti autostradali. Un laureato non sarà abbastanza motivato per quel tipo di lavoro, si pensa. Forse potrà richiedere una collocazione diversa appena assunto, visto il suo livello culturale.

Se spingo gente che non ha nemmeno i soldi per la benzina a indebitarsi per una macchina che rimarrà chiusa in garage, provoco soltanto frustrazione. E una società di frustrati è una società violenta.

Questi sono semplici spunti per capire come alcune decisioni, del tutto logiche per l'economia, abbiano conseguenze disastrose per l'uomo e la sua esistenza. Quindi deve valere il principio, l'imperativo, di partire dall'uomo, dalle sue esigenze, dal suo «funzionamento» in questa società e in questo momento storico. Un'economia disinteressata all'uomo porta a conflitti che, fra l'altro, hanno costi spaventosi.

Assisto invece al persistere dell'imperio del denaro e alle decisioni idiote di chi pensa di eliminare la violenza con punizioni esemplari e reazioni ancora più violente. Come se un giovane disperato, frustrato, che si sente escluso dalla società, diverso da coetanei pieni di soldi, con la rabbia in corpo e la violenza a fior di pelle, si lasciasse intimorire dalle punizioni e non ne fosse invece ancora più stimolato, sognando di trasformarsi da emarginato in eroe della violenza e del crimine.

Economia e morale

Non c'è dubbio alcuno che la morale è una guida necessaria ai comportamenti umani. Senza, l'uomo è come un'imbarcazione che si muove nell'oceano (nella società) senza strumenti di bordo.

Ormai sono convinto che non esiste una morale naturale come diceva Kant, o una morale vera come dice la religione cristiana.

La morale si riduce a un principio generale, per cui certe cose si devono fare sempre e altre mai.

Questo principio, però, manca nella nostra società informe e senza consistenza, magmatica, dove si parla soltanto di flessibilità e adattamento.

Non sta a me affermare cosa si deve o non si deve fare, ma posso sostenere che la morale è una *conditio sine qua non* della società.

La storia ci ha mostrato che esistono diversi tipi di morale, ma tutti hanno una coerenza e un principio generale, che dice ciò che è possibile e non è possibile fare, sempre e per tutti.

Questo sarebbe anche un compito dell'educazione, che da noi non funziona perché abbiamo inventato l'etica della circostanza, per cui è sempre possibile fare tutto, dipende da quando e come.

Ebbene, la morale appartiene all'uomo, non a una singola disciplina. Nego persino che possa essere morale la disciplina che si occupa di etica. Certamente non è etica l'economia.

Le scienze del denaro di fatto non si occupano di carta variamente disegnata e confezionata, con alcuni numeri scritti sopra, ma del modo in cui gli uomini la usano. E ci sono economie per le élite ed economie per le democrazie popolari. Le scienze del denaro, insomma, sono strumenti prevalentemente o esclusivamente al servizio di pochi, che rappresentano solo una parte della popolazione. E per questo non possono essere morali, perché distinguere tra classi sociali, condannandone alcune ed esaltandone altre in nome della scienza economica e dell'economia finanziaria, è immorale.

Non si pensi che l'economia contenga princìpi etici. Ha solo leggi che tutelano alcuni e non altri. È così almeno in questa nostra società che è definita «liberale», in maniera inesatta e falsa, perché eleva alcuni e sotterra altri. Pochi si avvantaggiano a danno di molti.

L'economia non è morale e non può essere considerata un modello in una società come la nostra, composta di molti cittadini e non solo di élite.

Questa precisazione è necessaria perché si ha l'impressione che l'economia sia assurta al rango di religione, sostituendo persino il Padre eterno e la parola di Cristo, che era un poveretto, un magnifico barbone.

Se non fosse così, non si capirebbe la necessità di sostenere continuamente il mercato dell'auto, pena la morte della società civile. Anche se possiedono un'automobile che funziona, i cittadini sono incentivati in tutti i modi a cambiarla almeno ogni tre anni.

Poiché quello automobilistico è un comparto strutturale, occorre mantenerlo attivo per non fermare l'indotto e bloccare gli acquisti. Ci si preoccupa poco o nulla dell'inquinamento. Non si calcola l'impegno economico richiesto ai singoli cittadini, che devono fronteggiare anche altri bisogni personali e familiari. Non si pensa al fastidio di restare incolonnati in autostrada o sulle provinciali, fermi per un traffico che gli incentivi al settore intaseranno ancora di più.

Si continua così a pubblicizzare l'auto, associandone l'acquisto al simbolo della donna e a conturbanti immagini femminili. E poi invece di fare l'amore con l'auto, ci si trova in fila con un caldo tremendo, e magari con il climatizzatore spento, per non eccedere con i consumi e non restare in panne.

Nonostante tutto, gli imperativi economici sono rigorosamente applicati, senza badare minimamente agli effetti sulla psiche dell'uomo.

Se l'economia non fosse diventata una religione, non si capirebbero le ragioni di una moda che fa sognare abiti a prezzi proibitivi.

Molti finiscono per odiare il proprio status economico e il proprio corpo, non conforme agli standard. Lo scarto è vissuto con delusione e con un'incipiente depressione: ci si sente inadeguati a questo mondo.

La bellezza da spot pubblicitario diventa un imperativo, mentre l'anoressia si diffonde tra gli adolescenti.

La moda suggerisce acquisti impossibili, e poco importa se la frustrazione che ne consegue genera un senso di esclusione e di ingiustizia sociale, aumentando la volontà di rivalsa.

Non sarà la rivoluzione, ma ci sono tanti gesti rivolti contro se stessi e il proprio benessere psichico, o contro la società.

Accanto a questi casi, però, ci sono uomini e donne alla moda, invidiati da molti. E già essere invidiati è segno di esclusività: chi indossa l'abito proibito è ammirato e persino odiato.

Tutto questo è contro l'etica sociale, perché crea lotta e inimicizia, frustrazioni e violenza.

L'economia non può soltanto occuparsi di profitti e utili, ma deve considerare l'uomo. Per questo deve dialogare con la psicologia.

Anche se non dà una visione dettagliata e definitiva dell'uomo – sempre in divenire e diverso da società a società – la psicologia può fornire indicazioni complete sui suoi bisogni e in particolare sul bisogno primo: una giusta distribuzione dei compiti e dei mezzi all'interno della società, tenendo conto delle differenze, degli impegni e delle necessità di ognuno, delle diverse doti, dei gusti e delle attitudini individuali.

Le scienze del comportamento si pongono come specchio dell'uomo nelle sue mutevoli varianti storiche. Dunque sanno indicare le priorità che le scienze economiche devono attuare al meglio, con un'autonomia su cui certo né le psicologie né altre sfere potranno interferire.

In questa visione mi preoccupa l'importanza attribuita alle scuole di economia rispetto a quelle di psicologia: una disciplina ancora considerata inutile, persino dannosa; non le viene attribuita quell'autonomia che ha raggiunto da tempo in altri paesi. Resta un servo della gleba utile per soddisfare qualche curiosità del re, un economista della London School of Economics.

La psicologia non pretende di essere considerata etica ma, individuando le dinamiche con cui opera la mente, distingue nettamente tra bisogni essenziali e secondari. E non dimentica che le pretese superflue sono spesso causa di comportamenti censurati dalle diverse morali.

Il plurale è già stato usato e questo non piacerà a chi crede nella morale unica. Io non intendo addentrarmi in questa diatriba, ma voglio ricordare le ragioni per cui sostengo una morale storica e dunque variabile nel tempo.

Sul principio morale primo e indiscutibile, secondo cui certe cose si devono fare sempre e altre mai, si definiscono comportamenti obbligatori e comportamenti vietati. Questa separazione netta ha, però, contenuti variabili: a seconda del momento storico, cambiano le azioni obbligatorie e vietate.

Le mie convinzioni hanno una base scientifica, fondata sulla scoperta dell'encefalo plastico: parte del nostro cervello non ha una struttura fissa e predeterminata, ma si organizza in base alle esperienze, quindi in seguito all'incontro con l'ambiente geografico e le persone che lo abitano. Grazie all'encefalo plastico noi modifichiamo la nostra mente e apprendiamo cose che non sapevamo prima. Per ricordarle, e dunque per farle entrare nel nostro mondo e nel nostro comportamento, trasformiamo gli stimoli esterni in strutture biologiche, molecole e circuiti nervosi.

L'esempio della memoria è esplicito. Se ascoltiamo una frase oggi e la raccontiamo domani, o anche tra due anni, significa che quella frase si è trasformata in una struttura cerebrale, si è fatta biologia, dunque è parte del nostro sapere e può incidere sul nostro modo di essere e di agire.

Ci sono società che chiedono di ripetere spesso alcuni comportamenti. Questi diventano ordinari e finiscono per sembrare naturali. Non ci ricordiamo nemmeno più come li abbiamo appresi: magari durante l'infanzia, quando la consapevolezza non è sviluppata come nell'età più avanzata.

Così si fissano i comportamenti. Quel principio primo, che è una «forma della mente» (l'espressione è di Kant), si riempie di contenuti e di regole che diventano imperative: hanno cioè la forza di un principio morale.

Ecco, io credo che la morale si formi all'interno dell'esperienza esistenziale e che possa mutare. Da qui il bisogno di parlarne al plurale.

Una volta che si è costituita una struttura si tende a ripeterla. A questo si lega anche la nostra tendenza al conservatorismo, inteso proprio come spinta alla ripetizione. Un comportamento già usato dà sicurezza, mentre uno del tutto nuovo può provocare sorprese, pericoli che tendiamo a evitare per difesa. Nella paura noi diventiamo conservatori, non amiamo seguire novità o accettare cambiamenti di sorta.

Attraverso l'ammaestramento e la ripetizione di alcuni comportamenti è possibile, sperimentalmente, creare un soggetto con contenuti morali predefiniti. Le azioni apprese e rinforzate nelle ripetizioni diventeranno automatiche, fino a sembrare naturali.

Queste considerazioni potranno non piacere e magari preoccupare, ma hanno al contempo un contenuto straordinario, perché implicano che l'uomo può cambiare e modificare le sue abitudini e le sue azioni, se si dimostrano inadatte alla vita personale o a quella del gruppo.

Questa è una scoperta grandiosa per chi si occupa di malattie mentali: oggi, per esempio, è possibile modificare e sostituire le strutture che stanno alla base degli automatismi e della coazione a ripetere, tipici degli ossessivi.

Una scoperta che ci fa sperare in un cambiamento ancora più radicale dell'intera società e che rappresenta il primo tassello di un ottimismo scientifico e non puramente fideistico.

Il tema riporta al già citato romanzo di Aldous Huxley *Il mondo nuovo*, in cui gli individui, sin dal loro concepimento in provetta, sono messi a contatto con un condizionamento costante: un altoparlante ripete monotono che la cosa più bella è fare il muratore oppure il meccanico e nei vari reparti il condizionamento cambia, a seconda delle attività necessarie per la società. Così ogni adulto vorrà fare esattamente quello che la società ha programmato per renderlo felice. Lui stesso penserà di aver trovato l'ambiente in cui realizzare ciò per cui è portato, e quindi si sentirà anche gratificato.

Ne *Il mondo nuovo* a decidere è l'Alfa-Plus, un *deux ex machina* che condiziona la vita di tutti. Lo fa perché è il solo attore veramente libero, ma è anche l'unico che conosce la situazione esistenziale degli altri: si credono liberi, ma dipendono totalmente da stimoli indotti.

Tempo di utopie

Abbiamo dimostrato in più modi il ruolo nefasto che può avere il denaro, sino alla riduzione della società stessa alle sole logiche del profitto. Abbiamo indicato il degrado a cui può giungere l'esistenza e criticato gli economisti che, trasformando il denaro nel burattinaio dell'agire umano, hanno dimenticato cos'è la morale.

In un mondo dominato dal denaro e dalle sue logiche, si va verso la catastrofe. Non è una profezia da Cassandra, ma la semplice e realistica cronaca dei nostri tempi.

Certo, si possono tentare strategie di ricostruzione, aggiustamenti e cure sintomatiche. È anche possibile ridare fiato a una società che sembra rallentata, a regime minimo.

Occorre, però, un pensiero alto, un'analisi profonda e non più settoriale, che voli fino a toccare le utopie, perché quando si è vicini alla catastrofe le utopie assumono grande valore.

Misuro questa società dal grado di malessere che contiene, dalla violenza che esprime, dalla distruttività che emana e sono convinto che il denaro e le sirene dell'economia siano parte in causa.

Ecco perché mi viene in mente la Grecia dell'antichità e *La Repubblica* di Platone, che aveva affidato ai filosofi la gestione della cosa pubblica. Era quello un tempo in cui si concepiva l'idea come forma autentica della realtà, superiore alle opinioni individuali.

L'idea di cavallinità contiene tutti i cavalli, ma non ne indica propriamente alcuno. Così la Repubblica deve servire al singolo, ma anche esserne al di sopra.

I filosofi pensavano dunque alla collettività e a loro spettava suggerire di cosa avessero bisogno tutti gli ateniesi; oggi diremmo, l'uomo.

Mi pare che questo compito nel tempo presente spetti in particolare alla scienza del comportamento. Anche se esiste la filosofia, e ha grandi maestri, è indubbio che la risposta ai bisogni dell'uomo è data dalle psicologie che, tra l'altro, sono state parte della filosofia fino alla seconda metà dell'Ottocento, quando a Lipsia è nato il primo laboratorio di psicologia sperimentale diretto da Wundt.

I filosofi possono dare una strutturazione organica ai bisogni e dunque formulare una morale generale, ma spetta agli psicologi definire i contenuti, il funzionamento di questo uomo, che è cambiato da quello della Repubblica di Platone, prevista per una popolazione di circa diecimila cittadini.

Filosofi e psicologi danno un contenuto ai princìpi che guidano il comportamento, avendo come punto di riferimento il singolo uomo e la società, intesa come insieme, come estensione della rete di relazioni interpersonali.

A un livello di gestione più basso si pongono le discipline pratiche che devono studiare il rapporto tra risorse disponibili e bisogni dell'uomo, suggerendo quali sono i limiti dello sviluppo.

Esiste un livello ancora inferiore, ma non bisogna pensare a una *diminutio* progressiva, piuttosto a una semplice necessità organizzativa, alla maniera di un'orchestra: i violini non sono affatto più ispirati dei fiati, hanno soltanto un compito differente; del resto è dall'insieme che nasce la sinfonia e persino il timpano è indispensabile, anche se entra in azione solo un paio di volte durante tutta l'esecuzione.

A questo livello inferiore, dunque, vanno inserite le discipline che affrontano bisogni specifici e permettono di creare un ambiente adeguato all'uomo, così come è fatto biologicamente: un essere fragile con i suoi limiti esistenziali, composto di ragione e di sentimenti, che sa amare ma anche distruggere.

Occorre che i progetti siano calibrati su questo uomo, che non è ideale e spesso non corrisponde alle aspettative. È questo il livello delle discipline del particolare, che si occupano di alimentazione, di salute, di cura, di bisogni, di sopravvivenza.

Con una simile organizzazione piramidale, vengono minimizzati i conflitti e si evita di diffondere la logica dell'*homo homini lupus*, parlando invece di gioia di vivere e di felicità. Anche a proposito di questi sentimenti è possibile costruire una scienza, poiché si tratta di attese e delusioni, di bisogni soddisfatti e frustrazioni. E si giunge così finalmente a contatto con il singolo individuo e con i suoi sentimenti.

Nella sua Repubblica Platone non metterebbe più i

soldati e gli schiavi, e nemmeno io li pongo nella mia società utopica, che ho diritto di costruire senza disturbare nessuno. Semmai chiedo venia per qualche incongruenza, ma sono in volo, sto salendo alto e non ho l'esperienza di un'aquila reale e non possiedo nemmeno le piccole ali di un fringuello.

In questa utopia il denaro ha un ruolo importante, credo, perché si tratta di una società, la nostra, che ha bisogno di sviluppo e di organizzazione creativa.

Gli individui devono muoversi in tutto il mondo, con la voglia di fare esperienze e scoprire punti di vista differenti. Devono poter vedere le bellezze dell'intero pianeta: non solo le Alpi, con ghiacciai splendidi come la Mer de Glace, ma anche gli spettacoli della natura che si trovano in Tanzania o nella Terra del Fuoco.

Ma il denaro non sostituirà né i filosofi né gli psicologi, e gli economisti devono trovare la maniera per permettere agli uomini, così fragili, di vivere senza lotte in uno spazio limitato e dalle risorse finite.

Il denaro è uno strumento, e nemmeno uno dei più rilevanti. Non può certo trasformarsi nel vitello d'oro, che prende il posto di Yahweh.

Allora considero il portafoglio – un oggetto che amo e che spesso sostituisco – alla stessa maniera del telefono cellulare: li tengo in tasca insieme.

Il portafoglio è solo uno strumento che facilita la vita dell'uomo, non vale quanto un testo sacro o un'antica pergamena con un segreto sulla saggezza del mondo. So che può essere anche pericoloso, ma è utile se usato entro i giusti limiti.

Lo stesso discorso vale anche per la televisione, che nella mia utopia potrebbe avere un'utilità, se solo si liberasse da tutti i suoi vincoli economici. Non ho mai sopportato la televisione commerciale e persino il servizio pubblico è asservito alle stesse logiche.

Il denaro ha rovinato anche la televisione.

Il sacro e gli dèi

Adesso devo addentrarmi nel tema del sacro che sin qui ho solo sfiorato, ma su cui occorre fermarsi, sia per valutarne il senso all'interno della morale, sia per considerarne il ruolo nell'organizzazione della Repubblica, al primo livello di governo.

Platone crede negli dèi, ma non li considera nella gestione della cosa pubblica. Una scelta che mi pare corretta, perché non si possono attribuire compiti alle divinità, e anche perché il loro legame con l'uomo appare piuttosto capriccioso o – sarebbe meglio dire – libero e imprevedibile.

Del resto se le loro azioni fossero perfettamente prevedibili, non avrebbero quel fascino del mistero, che è proprio delle divinità.

Per Platone gli dèi esistono, ma fanno quello che vogliono in maniera impossibile da prevedere, e per questo non possono essere inseriti in un progetto che ha bisogno di coerenza e di logica.

Forse nella rappresentazione di Platone si nasconde anche un'altra convinzione: la Repubblica è un affare umano, che deve considerare i bisogni degli uomini e non le questioni dell'Olimpo.

Se la vita pubblica dovesse rispondere a bisogni divini, le esigenze degli uomini passerebbero infatti in second'ordine. Sembrerebbero addirittura ridicole, assurde e per questo criticabili.

Rispetto a Platone, noi sappiamo che l'uomo nella sua struttura biologica, nella sua carne, ha una tendenza innata a percepire il sacro, un recettore speciale per il misterioso, il fascinoso, che lo attrae e contemporaneamente lo spaventa. Non è quindi dotato di solo *logos*: accanto a ciò che è chiaro e distinto, sa percepire anche il mondo non sperimentabile, il *nouminosum*.

Esistono una categoria per la ragione e una per il sacro. Il primo stimolo che attiva quest'ultima categoria è la morte, che non è facile da spiegare ma non ci lascia indifferenti: certo non si rimane freddi di fronte alla morte del proprio padre.

Non sappiamo darne una spiegazione comprensibile secondo le categorie del chiaro e distinto, tuttavia la morte ci affascina, ci attrae per la sua peculiarità, e al tempo stesso ci spaventa, perché mette fine alle nostre vite.

Sappiamo dunque che il sentimento del sacro non si lega solo agli dèi, ma coinvolge molti aspetti della nostra esistenza e del rapporto tra gli uomini. Pone questioni a cui la ragione non sa rispondere, eppure sono ben formulate e ammettono una risposta, una soltanto, e urgente per giunta, poiché nel dubbio si avverte paura e angoscia. Non è certo il modo in cui procede la scienza.

Gli interrogativi del sacro oltre alla morte coinvolgono la nascita, e dunque il passaggio dal nulla all'esserci.

Morte e nascita sono domande che inquietano, e nelle religioni si trovano risposte che sanno di certezza e di verità: fanno sempre riferimento agli dèi, e al rapporto della divinità con gli uomini.

Mentre il bisogno di sacro è certo, la risposta fornita dalle religioni non è convincente per tutti, in alcune è richiesto un incontro speciale tra l'uomo e Dio e tra ogni singolo uomo e il Signore del Cielo e della Terra.

Ciò che caratterizza la risposta religiosa non è la dimostrazione razionale, valida per tutti. La ragione è una dotazione della specie, mentre la fede è prevalentemente legata al singolo, alle sue esperienze e all'incontro con gli dèi o con il solo e unico Dio.

La fede del resto è presente anche nelle «religioni» che negano l'esistenza di Dio, come l'ateismo. Alla fede in Dio si sostituisce quella nel Caso, nel Nulla, nell'Architetto dell'universo, nel Big Bang. Il posto della divinità è preso semplicemente da altri concetti.

Senza trattare diffusamente questo tema, possiamo dire che Dio è un bisogno dell'uomo, nel senso che si lega a quella percezione del sacro che secondo Rudolf Otto è biologica, come le pulsioni e i legami d'amore. L'uomo percepisce il sacro e dunque ha bisogno di risposte religiose.

Un singolo individuo può anche affermare di non sentire la necessità di queste risposte, ma poi si scopre che il suo comportamento le richiama, anche se in maniera non esplicita.

Qualcosa di simile accade ai giovani del tempo presente, che non sono attratti dai templi e dalle cosiddette «case di Dio», ma frequentano cattedrali di altro tipo. E persino una discoteca diventa un luogo di culto.

C'è la musica, anche se non è il canto gregoriano. Ci sono i fedeli, che si muovono in sincronia al ritmo della techno, come se fossero un unico corpo. C'è l'attrazione per il mistero, che spinge a frequentare questi luoghi di notte. C'è la volontà di perdere la ragione, per cogliere meglio la dimensione sacrale e religiosa: per questo si usano droghe che portano allo sballo, a percezioni che sembrano soddisfare meglio il proprio bisogno di mistero.

Credo che gli dèi non siano un tema esclusivo della teologia, ma appartengano all'uomo, alla carne, ai bisogni terreni.

Non a caso gli antichi greci avevano pensato ai loro dèi, come a una comunità situata sull'Olimpo, con regole di vita opposte a quelle della *polis*, ma pur sempre comprensibili per la sensibilità umana.

Gli dèi amano, hanno preferenze per eroi ed eroine, e arrivano a generare altri dèi, che somigliano agli uomini, salvo un paio di differenze: sono immortali e vivono in luoghi remoti, in fondo al mare come Nettuno, o sull'Olimpo, un monte geograficamente definito, anche se nell'antichità certo non esplorato.

Gli dèi sono una soluzione, forse ancora infantile, al bisogno di dare risposta al sacro. Non possono essere terreni, altrimenti li si cercherebbe tra i filosofi e i saggi. Magari si giungerebbe a dire che Socrate era figlio di un dio incarnato, e le stesse parole si potrebbero usare per Democrito o per alcuni presocratici di grande carisma.

Di fronte a questo costante bisogno di divino, anche l'uomo del tempo presente ha la certezza che il mondo è diverso, con o senza gli dèi. E se mi pare difficile provare l'esistenza di Dio, è altrettanto arduo escluderla.

In aggiunta occorre ammettere che l'uomo ragiona, ma al tempo stesso crede: dunque sospende il ragionamento e giunge a delle conclusioni, senza applicare i princìpi della logica, quello di non contraddizione *in primis*.

Sembra che il cervello abbia due camere, una della ragione e una della fede, per cui si può credere a qualcosa che visto in termini razionali è assurdo. È questa la posizione di Tertulliano nel suo *Credo quia absurdum*.

Così in una camera gli dèi non trovano spazio, anzi disturbano. Nell'altra invece, la ragione ha meno importanza rispetto all'«Io credo».

In un modo o nell'altro gli dèi sono presenti, anche se non esistono.

È quanto accade a chi cerca Dio sperando di non incontrarlo mai. Anche solo cercando il divino, la vita dell'uomo cambia.

Un uomo che dice di essere senza Dio mente. Cambierebbe modo di vivere se solo avvertisse il dubbio che porta necessariamente alla sua ricerca. Se si nega a priori l'esistenza di qualcosa, non ha senso cercarla; per cercarla bisogna almeno pensare che sia possibile.

Quando tenta di rispondere alle domande del sacro, l'uomo con l'ombra degli dèi percepisce il proprio limite, pensa alla morte, e dunque al tempo che passa. Si rende conto della sua fragilità, sa che l'uomo è attaccato veramente a un filo sottile che si può spezzare con un colpo di vento.

Se ne rende conto facilmente, basta un imprevisto e nel giro di un minuto tutte le nostre preoccupazioni e gli affanni potrebbero sparire. Basta scivolare su una buccia di banana. Con queste percezioni il delirio di onnipotenza, la *grandeur*, il denaro vissuto come simbolo di potere diventano ridicoli.

Insomma, l'uomo che non esclude l'esistenza degli dèi è più umano.

Il rischio è che l'uomo se ne dimentichi e finisca per ritenersi dio. Smettendo di pensare alla precarietà dell'esistenza, può illudersi di essere immortale, indispensabile, perfetto: una serie di termini che fanno parte della follia e della miseria umana.

La stessa politica non considera mai Dio, ma soltanto la sua Chiesa, eterna, ricca e potente, come Cristo non è mai stato. Ed è incredibile come la Chiesa, che predica la parola di Cristo, possa allearsi con il potere idiota.

Penso che la dimensione del sacro sia importante per le azioni dei singoli e della società e vorrei che la mia Repubblica fosse circondata dagli dèi, ma non dalle chiese, dai patriarchi, dagli ayatollah, dai profeti. Solo dagli dèi, o da Dio.

L'uomo risponderebbe al suo bisogno di sacro e non al potere dei sacerdoti, diverso da quello di Cesare solo per il modo di raccogliere il denaro.

Bisogna partire ancora una volta dai bisogni e questo è il compito degli psicologi assieme ai filosofi. Partire dai bisogni dell'uomo e non da quelli di Dio: non è possibile parlare dell'amore di Dio per l'uomo, e poi indicare una serie di doveri, concepiti come vere e proprie catene.

Questa strategia sa di imbroglio, indebito e volgare. Allora, occorre lasciare in disparte i precetti imposti dalle chiese; chiese che si combattono e vorrebbero imporre la corazza e la spada persino ai loro dèi.

Se esistono, però, gli dèi non sono stupidi: non si lasciano addobbare come pupi siciliani, manovrati dalle mani dei potenti.

I bisogni dell'uomo del tempo presente

Sono stanco, stremato, come se avessi consumato tutte le mie energie mentali nella scrittura di questo libro, in cui a momenti di speranza sono seguiti attimi di disperazione e di panico.

Anche il tentativo di inseguire un'utopia mi ha rattristato. Mi sono accorto che stavo fuggendo dalla realtà, forse perché non credo alla salvezza della società in cui vivo. Il denaro è una gramigna che infesta le coltivazioni e non lascia crescere nemmeno le margherite. Al posto dei fiori vedo petali di banconote, con il loro profumo di morte: un'immagine da *danse macabre*.

Devo tornare al mondo del denaro, lontano dalle utopie, anche se preferirei gettarmi in un deserto, secco e bruciato.

Voglio concludere elencando i bisogni dell'uomo del tempo presente. Convinto che sia ancora possibile cambiare la società, compongo questo elenco pensando a una nuova Repubblica, in cui l'uomo riesca a esprimere virtù finora nascoste.

So infatti che chi dà schiaffi può dispensare carezze, e chi grida improperi può recitare versi di pace e di amore. Così, chi acquista oggetti con voracità da bulimico può donare il superfluo alle persone che invece sono sprovviste di tutto.

So anche che chi odia è capace di perdonare e provare compassione. Si può stare al mondo nutrendo solo cattivi pensieri, ma è altrettanto possibile campare con gioia e trasmetterla agli altri in modo contagioso.

In questo mondo dominato dal denaro, però, vedo troppe vittime, troppo dolore nascosto dietro mucchi di valuta pregiata.

Di fronte a tutto questo avrei voglia di piangere, ma prima che le lacrime mi offuschino la vista, preferisco ricordare i bisogni dell'uomo. È il punto da cui partire per ridare valore alla persona nella nostra società.

1.
L'uomo ha bisogno estremo di sicurezza. Gli è necessaria a vivere, prima ancora che a vivere bene.

2.
L'uomo ha bisogno di non stare solo. Deve trovare qualcuno con cui dividere la sua avventura nel mondo. È una difesa dalla paura, che paralizza chi resta solo e lo fa sentire morto quando è ancora vivo.

3.
L'uomo ha bisogno di vedere la sua esistenza prolungata nei figli, in chi ha qualcosa di lui nel volto. È questa la sola immortalità che profuma di umano.

4.
L'uomo ha bisogno di vivere in società, una famiglia allargata in cui è tenuto in considerazione anche da chi non lo conosce. Una società solidale si regge sulla cooperazione, un termine bellissimo perché vuol dire «fare con», «fare insieme»: la miglior difesa da ogni tentativo di esclusione che, per quanto nascosto dietro un'apparenza di buone maniere, genera sempre violenza.

5.
L'uomo ha bisogno di un «bilancio positivo» tra gratificazione e frustrazione. Tra ben d'essere e mal d'essere. Tra piacere e dolore, speranza e delusione. La società non può imbrogliarlo con troppe promesse non mantenute.

6.
L'uomo ha bisogno di serenità e di gioia, più che di libertà. I legami necessari a vivere non hanno nulla di libero: basta pensare all'amore e la libertà diventa una parola vuota. La cosa più importante per l'uomo è vivere in pace e talora persino essere felice.

7.
L'uomo ha bisogno di sentirsi utile, come se fosse al mondo per qualcuno che non può vivere senza di lui: un padre, se è deriso e combattuto dal suo stesso figlio, soffre e si sente un nessuno. La società è il luogo per dare a tutti un senso, come in una grande orchestra con violini e contrabbassi, corni e flauti, arpe e viole da gamba. Se tutti sono adeguatamente coordinati e danno il loro contributo all'insieme, la vita può diventare l'esecuzione della *Nona sinfonia* di Beethoven: l'esito del concerto dipende da tutti e a volte su un palcoscenico, tra orchestrali e coristi, sono presenti anche duecento elementi.

8.
L'uomo ha bisogno di pregare. Può rivolgersi a un dio, ma talvolta è sufficiente una persona cara che non c'è più. C'è bisogno di credere in qualcosa al di là del «muro d'ombra».

9.
L'uomo ha bisogno di uguaglianza. Nessuno merita il privilegio di essere considerato superiore: una condizione che semmai può essere riservata agli dèi, certo non ai potenti, oggi sempre più stupidi, armati non di spada, ma di portafoglio. Solo quando non si è comandati è bello ubbidire, e allora si sopportano con piacere anche le fatiche di Ercole.

10.
L'uomo ha bisogno di giocare, per tornare all'infanzia e mostrare il bambino che è in lui. E i bambini sono buoni. Fanno tenerezza, mai rabbia.

Per nessuno di questi bisogni serve il denaro. Semmai aiuta a soddisfarli meglio.

Appendice

Le radici del presente

Il fascino della storia

Il denaro si trova sulla scena della storia umana da molti millenni. Una delle prime testimonianze proviene dall'antico Egitto. Durante la decima dinastia (2130-2040 a.C. circa), il governatore di Hierakompolis Ankhtifi scrive una biografia in cui parla del «tesoriere del re, amico unico, sacerdote lettore, capo dell'esercito». Il tesoriere è, etimologicamente, «colui che ripone» oggetti speciali, da nascondere e difendere; nel testo di Ankhtifi, protegge un tesoro formato da beni di grande valore, che il re usa per ottenere altri oggetti.

È uno dei primi esempi di scambio compiuto tramite oggetti di valore. Richiama alla mente la prima forma di commercio, il baratto, una semplice permuta di beni. Con il baratto si può per esempio cedere una mucca in cambio di tessuti, oppure una capra in cambio di ferro con cui forgiare una spada. Il baratto si lega alla possibilità di raccogliere prodotti che sono propri di quella zona e di scambiarli con altri che invece hanno origine in zone diverse. Attraverso lo scambio si arricchisce la propria possibilità di usare oggetti nuovi o di consumare cibi sconosciuti.

Poiché stiamo riportando notizie di un periodo lontano, occorre precisare che in alcune zone del pianeta il baratto si pratica ancora adesso; io stesso l'ho verificato negli anni Sessanta del Novecento, in alcune regioni dell'Africa, e non più tardi di una decina d'anni fa in alcune aree della Nuova Guinea. In entrambi questi habitat umani non esisteva il denaro e gli scambi si limitavano ai prodotti della natura o a semplici manufatti artigianali. Ho visitato villaggi in Nuova Guinea in cui l'uomo bianco non era mai stato visto prima. Insomma, quando si parla di civiltà e di sviluppo, occorre ricordare che il quadro non è omogeneo in tutto il pianeta. Alcune aree del mondo vivono fasi storiche che in altre regioni riguardano un passato, o forse un trapassato, remoto.

Dal baratto si è giunti al denaro, strumento di scambio dal valore simbolico: non un oggetto d'uso pratico – per vivere, si direbbe oggi – ma un mezzo con cui acquistare altri beni.

Certamente il tesoriere di cui parla Ankhtifi custodisce oro oppure argento, preziosi già nell'Antico Egitto. Con tesori di questo tipo, non è più necessario accumulare vacche o pecore. Con indubbi vantaggi: i metalli non vanno accuditi, non deperiscono e non muoiono, evento che toglie al bene tutto il suo valore.

Facciamo un salto nella Grecia antica. Secondo Erodoto, sono i Lidi i primi a battere e usare monete d'oro e d'argento. I popoli della Grecia e della vicina Asia minore, abili a navigare e commerciare in tutto il Mediterraneo, hanno bisogno di uno strumento per acquistare merci. Per non pagare con oggetti difficili da trasportare, introducono una moneta forgiata con materiali preziosi, che serve da mezzo di scambio. Il valore della moneta si lega al peso del metallo e alla sua qualità: l'oro, più raro dell'argento, ha quindi un valore superiore.

Sulle coste dell'Egeo si introduce anche una lega di oro e argento, l'elettro o oro bianco, termine che ancora resiste nel linguaggio comune. Sono proprio costruite con questa lega le più antiche monete conservate, trovate nelle fondamenta del tempio di Artemide a Efeso, e databili attorno al 640 a.C. Sempre dalla Lidia provengono monete di elettro risalenti all'epoca di Creso (560-547 a.C.), sovrano dalla ricchezza proverbiale (ancora oggi di qualche ricco si dice che è un nuovo Creso). Nello stesso periodo anche i Persiani coniarono delle monete, darici d'oro e sicli d'argento.

Ma tesori di questo tipo devono essere difesi, dove è possibile nasconderli?

In Grecia e nelle vicine colonie, i tesori sono conservati in luoghi sacri, come il già citato tempio di Artemide a Efeso o i più famosi templi di Delfi. Si attribuisce quindi un significato sacro al denaro, protetto dalle divinità dell'Olimpo.

Ben presto nasce, però, un'istituzione civile, un luogo in cui depositare il denaro. Le banche esistono già nell'*agorà* di Atene, nel quinto secolo a.C., al tempo del sofista Ippia e di Socrate.

È il momento del grande sviluppo dell'attività commerciale al Pireo. Molti mercanti viaggiano per mare e hanno bisogno di conservare al sicuro il denaro accumulato. Per questa funzione nell'*agorà* nascono banche private e pubbliche, controllate dal governo della *polis*. Accanto a queste istituzioni, che potremmo definire laiche, anche i templi continuano a funzionare da deposito. Sono, però, riservati alle offerte dei devoti: non più agnelli o messi dorate, ma sacrifici in denaro. Il termine sacrificio va qui inteso nel significato odierno. Si rinuncia a qualcosa per offrilo ad altri, agli dèi in questo caso.

Con la nascita di scambi commerciali intensi e depositi pubblici di denaro, si sente sempre più forte l'esigenza di dare alle monete, d'oro o d'argento, valori chiari, riconosciuti da tutti. Si ricorre quindi a metalli puri e dal peso definito. Ad Atene la mina, che pesava circa 430 grammi, diventa l'unità fondamentale del sistema monetario. Dall'epoca di Solone, per esempio, si stabilisce che la nuova dracma vale esattamente un centesimo di mina.

È veramente straordinario scoprire nell'antichità le radici dell'odierno sistema economico. Già allora la gestione del denaro era piuttosto complessa. Nel quarto secolo a.C., per esempio, ad Atene si verifica una grande crisi economica: i prodotti dell'artigianato hanno meno richieste e crollano le esportazioni. L'intero sistema vacilla: non solo i cittadini non depositano più denaro, ma lo prelevano, chiedono crediti. Si apre una fase di recessione.

Poco più tardi, nel 269 a.C., si iniziano a coniare monete in argento anche in territorio romano, sull'esempio delle popolazioni della Magna Grecia. A Roma si ricorre a una moneta adatta alle esigenze del quotidiano, dal valore precisamente definito. Le prime monete d'argento, di origine campana (dracme e quadrigati) sono ancora piuttosto pesanti: circa 6,8 grammi. Dopo la battaglia del Trasimeno (217 a.C.), il peso è ridotto a 1/84 di libbra (3,9 grammi); ai tempi di Nerone si scende a 1/96 (3,41 grammi). Questo andamento è un indice della crescente inflazione. Il denaro sta perdendo valore d'acquisto.

La più celebre moneta romana d'argento è il *denarius*, termine da cui deriva denaro. Nella parola è presente la radice di *decem*, «dieci»: non a caso, il *denarius* vale dieci volte un asse (*as*, *assis*), moneta di bronzo introdotta nel quarto secolo a.C., a sua volta divisa in dodici frazioni. Anche questa moneta ha lasciato traccia nel nostro linguaggio. Ancora oggi si parla di asse ereditario.

Per continuare questo gioco terminologico, possiamo ricordare la parola moneta: anch'essa ha origine latina, con riferimento al tempio di Iuno Moneta («Giunone Monitrice»), luogo sacro in cui era situata la zecca romana. Pagare invece deriva da *pacare*, parola che ha origine da *pax* e vuol dire «pacificare», calmare il creditore.

Da *merx*, *mercis* nascono i termini merce e mercede. Nel Vangelo di Luca, Gesù dice agli apostoli: «Restate in quella casa, mangiando e bevendo di quello che hanno, perché l'operaio è degno della sua mercede». Il termine rimanda alla tradizione di compensare un uomo, per un lavoro o un servizio, con oggetti a cui viene attribuito un valore speciale. Del resto mercenario è colui che offre una prestazione militare, dietro compenso in merce (magari proveniente dal saccheggio di una città conquistata).

L'esempio più significativo di ricompensa materiale riguarda, però, il sale, da cui salario: in periodi non troppo lontani il lavoro era remunerato proprio con questo bene primario, indispensabile per la conservazione, la purificazione e la disinfezione dei cibi. All'importanza del sale fanno riferimento anche molti riti e convinzioni superstiziose che ne condannano lo spreco: far cadere il sale è cattivo presagio perché significa buttare via una risorsa preziosa. Ma si crede anche nell'effetto salvifico del sale, proprio perché a esso si lega la vita. Non a caso è uno dei simboli del battesimo, rito che nel cristianesimo ha il significato della vera nascita: il momento in cui l'anima del neonato si purifica del peccato originale.

Il riferimento a una ricompensa in natura è insito anche in un altro termine di origine romana che persiste ancora oggi, pecunia. La parola ha la radice di *pecus*, «pecora», animale un tempo usato anche per alcune forme di baratto.

Per concludere questi richiami al fascino delle parole, anche se le parole non danno risposta ai problemi concreti del tempo presente, va sottolineato che patrimonio, inteso come insieme di beni e valore della ricchezza, contiene la radice di *pater*. Matrimonio, il legame con cui si stabilisce una famiglia, contiene invece la radice *mater*. Due termini, due figure, due ruoli. In alcune tribù africane il matrimonio avviene dopo che il padre della sposa ha dato un patrimonio al marito. Sovente si tratta di una mucca, talora di pecore. Dunque, di pecunia.

Per un'economia della felicità

«I soldi non fanno la felicità», così recita un proverbio tra i più famosi. Questa semplice frase, in apparenza banale, non è più parte soltanto della saggezza popolare. Non è nemmeno una mia opinione personale, o l'ossessione di qualche psicologo. È una convinzione sempre più diffusa anche tra i politici e gli economisti, i grandi esperti in materia di denaro.

Il dibattito si è acceso di recente, grazie al primo ministro britannico James Cameron. Sostenendo che il benessere di un paese non possa essere misurato soltanto dal suo Prodotto interno, Cameron ha proposto di introdurre un nuovo indicatore con cui valutare non la ricchezza, ma la felicità di una nazione. Per questo indicatore esisterebbe persino un nome: Gwb, ossia General well-being. Facendo riferimento al Pil, molti commentatori italiani hanno tradotto il termine con «Fil», Felicità interna lorda, da intendersi come benessere sociale, personale e culturale, gioia di vivere e di divertirsi.

Si potrebbe pensare a una boutade giornalistica o al tentativo maldestro di tranquillizzare l'opinione pubblica in tempi di grave crisi economica, da parte di un premier alle prime armi. Cameron, però, non si è limitato alle dichiarazioni e dalla fine del novembre 2010 ha ufficialmente avviato il censimento della felicità, affidando l'incarico a un'importante esperta di statistica, Jil Matheson. «Ammettiamolo» ha affermato il premier britannico «dobbiamo concentrarci non solo sul Prodotto interno lordo, il benessere non può essere calcolato unicamente in termini di soldi, il benessere dipende anche dalla qualità della nostra cultura e dalla forza delle nostre relazioni.»

Cameron non è del resto il primo politico a mettere in dubbio l'efficacia del Pil come indicatore del benessere di una nazione. La riflessione, iniziata già ai tempi di Bob Kennedy, ha ripreso interesse con la grande crisi economica degli ultimi anni. Nel 2008, il presidente francese Nicolas Sarkozy ha insediato una Commissione sulla valutazione delle prestazioni economiche e del progresso sociale, incaricata di studiare nuove misure della ricchezza, più attente al benessere della popolazione.

Per questi studi Sarkozy si è affidato a una ventina di economisti di fama mondiale, coordinati da due premi Nobel, Joseph Stiglitz e Amartya Sen, e dal francese Jean-Paul Fitoussi. Nel rapporto finale, gli esperti affermano: «Le ricerche hanno dimostrato che è possibile raccogliere dati, significativi e attendibili, sia sul benessere soggettivo che su quello oggettivo. Il benessere soggettivo comprende diversi aspetti (le valutazioni di ciascuno sulla sua vita, la felicità, la soddisfazione, emozioni positive come la gioia e l'orgoglio, ed emozioni negative come la paura e la preoccupazione): ognuno di questi aspetti dovrebbe essere misurato separatamente per arrivare a una comprensione più chiara della vita di ognuno».

Stiglitz, Sen e Fitoussi non sono del resto i primi studiosi ad aver ragionato sul rapporto, spesso problematico, tra benessere individuale ed equilibrio generale del sistema economico. A proposito di «economia del benessere», vanno senz'altro considerati gli studi di Kenneth Arrow, economista statunitense insignito del Nobel nel 1972, per i suoi contributi pionieristici alla teoria dell'equilibrio economico generale e alla teoria del benessere.

Arrow – il più giovane premio Nobel nella storia delle discipline economiche – non ha risparmiato critiche al modello tradizionale di mercato, attento solo all'equilibrio tra domanda e offerta. In questo modello l'accento cade sull'egoismo individuale, sulla massimizzazione dell'interesse personale, sul ruolo degli individui impegnati a perseguire il massimo vantaggio personale. Verrebbe da pensare, sostiene Arrow, che da un fenomeno simile non possa sorgere che il caos.

Influenzato dalla riflessione di Arrow, anche Amartya Sen contesta la tendenza delle scienze economiche a concentrarsi soltanto sui redditi, la ricchezza, la soddisfazione di interessi puramente utilitaristici. Sen riconosce l'importanza di analizzare i livelli di reddito della popolazione, perché a ogni livello corrisponde una certa possibilità di acquistare beni e servizi, ma vanno considerati anche altri fattori importanti.

Nella lezione magistrale tenuta in occasione della consegna del Nobel, nel 1998, Sen individua almeno quattro variabili che possono incidere pesantemente sulla qualità della vita, a parità di reddito: eterogeneità personali (per esempio la tendenza ad ammalarsi); diversità ambientali (come abitare in un'area soggetta a tempeste o ad alluvioni); variazioni nel contesto sociale (per esempio la presenza di elevati livelli di criminalità); differenti abitudini di consumo (in una società ricca chi ha difficoltà economiche può vedere fortemente penalizzata la sua partecipazione alla vita della comunità).

Non basta quindi valutare il reddito di una persona, bisogna considerare anche le sue possibilità di vivere a lungo, di sottrarsi a malattie evitabili, di trovare un impiego decente e di abitare all'interno di una comunità pacifica e libera dal crimine. Per questo motivo, occorre ragionare non in termini di interesse individuale, ma di scelta sociale. Lo stesso sviluppo economico non può coincidere quindi con un aumento del reddito (della *quantità*), ma con un miglioramento della *qualità* della vita.

Per concludere queste riflessioni sui recenti sviluppi del pensiero economico, mi pare giusto citare un altro Nobel per l'economia: questa volta uno psicologo.

Si tratta di Daniel Kahneman, premiato nel 2002 per aver integrato i risultati della ricerca psicologica nella scienza economica. Impegnato da decenni a dimostrare come i mercati non siano guidati da comportamenti razionali e pianificati, come si è a lungo sostenuto, Kahneman ha commentato così il successo dei suoi studi e di molte ricerche simili: «La chiesa dell'economia ha ammesso nelle sue fila e persino premiato alcuni studiosi che in passato sarebbero stati bollati come eretici».

L'eresia di Kahneman e di molti altri studiosi si chiama «economia della felicità», un'economia basata sullo studio attento di emozioni, speranze e paure.

È partita, insomma, dall'interno dell'economia una riflessione sul senso dell'uomo e sui suoi desideri, che potrà certamente cambiare il significato stesso dell'economia e in termini generali il ruolo del denaro nella vita dell'uomo. E sembra che si voglia delineare un nuovo umanesimo.

Viene voglia di ricominciare da Seneca, da *La vita felice*: «Vivere felice [...] chi non lo desidera! Ma quando si tratta di definire ciò che rende la vita felice, tutti si fermano. [...] Bisogna prima di tutto stabilire a cosa noi aspiriamo, poi valutare come possiamo arrivarci e il più rapidamente possibile [...] e risulterà allora chiaro che le esigenze di un tale viaggio non sono uguali a quelle di nessun altro. [...] E il primo imperativo da rispettare è di guardarci bene dal seguire, alla maniera delle pecore, la truppa di coloro che ci precedono andando non dove bisogna andare, ma semplicemente dove vanno tutti gli altri. Niente è peggio che conformarsi al rumore pubblico, credendo che le cose migliori siano quelle scelte dalla maggioranza».

Insomma, la felicità, considerata in senso esistenziale e dunque pratico, è qualcosa da costruire e non da legare al caso o alla Fortuna e per questo non bisogna vagabondare, ma perseguire precisamente un obiettivo dettato dai propri desideri.

Sempre Seneca, questa volta nelle *Lettere a Lucilio* scrive (libro II, lettera 13): «Capirai come sia stolta la leggerezza di quegli uomini che ogni giorno vogliono gettare nuove fondamenta alla vita e si creano nuove speranze, anche quando sono ormai alla fine».

Il denaro, insomma, diventa un elemento per vivere e un mezzo che certo si lega ai nostri desideri e dunque al nostro individuale significato di felicità.

La ricchezza non è la felicità.

«Mi chiedi» scrive Seneca a Lucilio (libro I, lettera 2) «quale sia il giusto limite della ricchezza. Avere anzitutto l'indispensabile, poi ciò che basta.»

Mi pare che questa maniera di guardare al denaro rientri nella dimensione del rispetto dell'uomo, sempre che non si tratti di un escamotage per cercare di consolare da un tempo di privazione e di crisi economica.

E mi vengono alla mente molte riflessioni del passato.

Karl Marx, nei *Manoscritti economico-filosofici del 1844*, scrive: «Il denaro, considerato un mezzo per fare di me un essere umano, è divenuto la pulsione suprema, lo scopo unico, [...] è diventato lo scopo in sé». E più avanti ancora, il denaro «ha manifestazioni contraddittorie: maestro e schiavo, generoso e abbietto, capriccioso».

Insomma, si può partire solo dall'uomo e lo si deve considerare misura del denaro, e non il denaro misura dell'uomo. Altrimenti ne esce confusione, il denaro diventa uomo e l'uomo si riduce a denaro. Mefistofele, nel *Faust* di Goethe dice: «Se mi posso pagare sei stalloni, / le loro forze non sono le mie?».

L'uomo si confonde persino con un cavallo!

Indice

DENARO E MALATTIA

UNA SOCIETÀ PER LA MENTE

APPENDICE. LE RADICI DEL PRESENTE

Finito di stampare nel mese di marzo 2011
presso il Nuovo Istituto Italiano d'Arti Grafiche – Bergamo

Printed in Italy